保健室の先生が
お母さんに
教える

# 小学生のための
# 歯のはなし

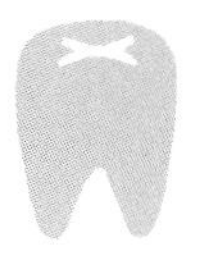

小学校養護教諭
渡邉真亀子

WAVE出版

# はじめに

私は30年以上に亘って小学校の保健室の先生として勤務し、５０００人以上もの子どもたちと触れ合ってきました。

教育の現場に立ち、子どもたちの心身の健康を守りたいと願う日々の中で、特に私が重視してきたのが「歯の健康」です。

いま、教育現場では「口腔崩壊」という言葉が認知されるようになってきました。

「学級崩壊」ならぬ「口腔崩壊」という問題が、深刻化しつつあるのです。

「口腔崩壊」は、デンタルネグレクトとも呼ばれています。

つまり、歯の虐待です。

学校では、1年に1〜3回は歯科検診が行われます。

そのときに様子を見ていると、家庭で歯磨きをしていないと思われる子どもや、虫歯を気にかけてもらっていないと思われる子どもが、増えてきたように思います。

ある学校のケースでは、20本の乳歯のうち10本以上が重症の虫歯になっているという子どもが散見され、治療をすすめたにもかかわらず放置されて、翌年の歯科検診で再度指摘を受けるということもあるのだそうです。

このように、親が子どもの歯に関知せず、虫歯治療などのケアを受けさせない状態を、口腔崩壊（デンタルネグレクト）と呼んでいます。

子どもへの愛情不足、仕事や家事による忙しさなどが理由で、子どもの歯が放置されている――。

これは、とても重大な問題です。

ちなみに、検診などで子どもの歯を診る立場にある歯科医は、虐待をスクリーニングする役割を国から任されていることをご存じでしょうか。

重症化した虫歯が放置されていたり、栄養状態に問題があって発育が遅れていたり、折れたままになっていたり……。

歯を診ることでわかるこれらのポイントから、虐待を見つけ出すことができます。

つまり歯は、子どもの健康状態のみならず、成育環境までもをうつし出すものなのです。

＊＊

歯は、食べ物を噛み砕いて消化しやすくするというだけではなく、そのほかにもさまざまな役割を果たしています。

まずは、発音を助ける役割。

総入れ歯を外した人が、うまく発音できなくなることを知っているでしょうか。

歯がないと的確な発音ができなくなり、そのため、相手に聞き取ってもらうことが難しくなります。

やがて、会話が成り立ちにくくなり、結果として、コミュニケーション不足に陥りやすくなります。

それから歯は、表情をつくるうえでも大きな役割を果たしています。

歯そのものの美しさが印象をアップさせるというだけではなく、歯と口まわりの筋肉がしっかりと動くことで、表情の豊かさにつながるのです。

口まわりの筋肉は、歯があることによってスムーズに動き、いきいきとした表情をつくり出します。

歯を失うと口まわりの筋肉も衰えてしまい、ぐっと老けた印象の顔になるようです。

ほかにも歯には、全身の姿勢を保つ働きや、噛むことによって脳に刺激を与えるという働きもあります。

歯の健康を損なうと、こうした重要な役割を十分に果たせなくなります。おおげさなようですが、歯を守ることができなければ、人生の質をおびやかすことになるといえるでしょう。


子どもの人生が、健やかで幸せなものであるために。

歯をケアすることが、そのカギの一つであることは間違いありません。

あなたと子どもの人生がもっともっと幸せなものになりますよう、本書が少しでもお役にたてることを願っています。

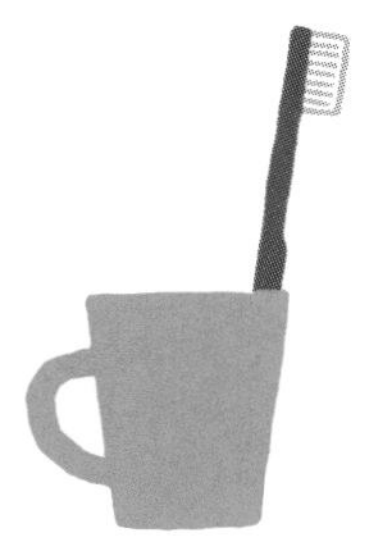

装丁・本文デザイン、DTP　平林亜紀（micro fish）
カバー・本文イラスト　佐藤香苗
歯の図案　ARI
執筆協力　西門和美
校閲　寺﨑直子

# もくじ



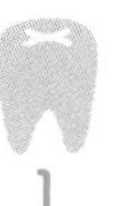

## 1章 小学生の歯のリアル



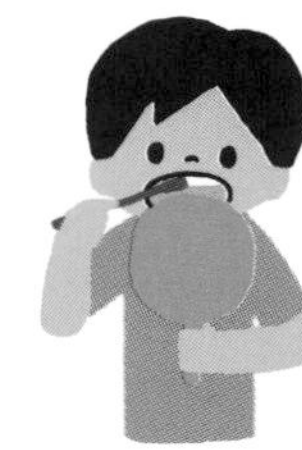

## 2章 いまどきの子どもの歯

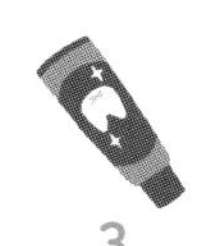

## 3章 歯の仕組みとメカニズム

## 4章 子どものための歯磨きテクニック

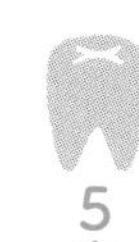

## 5章 健康な歯のための生活習慣



## 6章 子どもが歯磨きを好きになるために

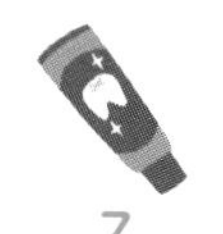

## 7章 歯のトラブル対処法

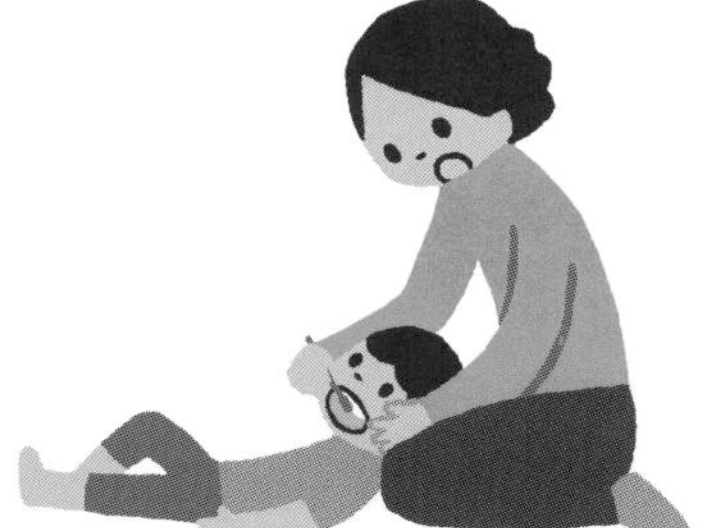

1章

# 小学生の歯のリアル

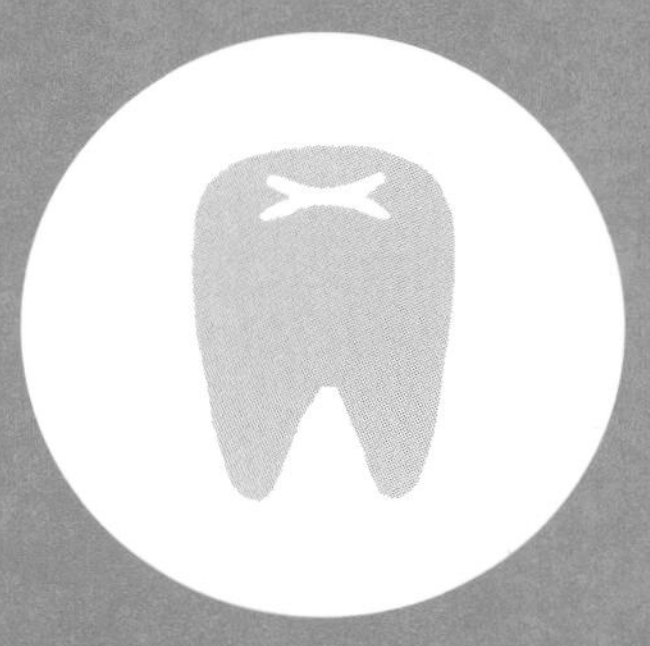

## 1年ごとに大きく変化する、小学生の歯

小学生の6年間。

それは、子どもの口の中で最もめまぐるしく変化が見られる期間だと言ってもいいでしょう。


生まれたばかりの赤ちゃんには、歯が一本もありません。しかし成長するにつれ、かわいい歯肉に少しずつ乳歯が顔を出しはじめます。

やがて2歳半頃になると、20本の乳歯がすべて生えそろい、顔つきも、赤ちゃんというよりも子どもらしいものに変わっていきます。

歯があるかどうかで、顔の印象というのは大きく変わるものですから。

そうして乳歯が生えそろった子どもは、これまで以上にもりもりとご飯を食べられるようになり、さらにぐんぐんと成長していきます。

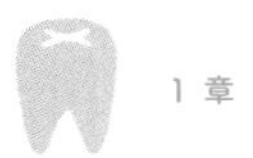



そして、小学1年生になる6歳頃、子どもの歯はまた新たなステップを迎えます。ついに、永久歯が生えはじめるのです。

小学生の6年の間に、子どもの歯は順次、乳歯から永久歯へと入れ替わっていきます。

これから何十年も続く永久歯との付き合いが、この頃から始まるのです。

すでに生えている歯と、生えはじめている歯、抜けかけている歯、そして、歯が抜けているところ。

これらが入り交じった小学生の歯は、とてもお手入れが難しい状態です。

しかも、その状態はどんどん変化していきますから、ずっと同じ方法で歯磨きをしていては、十分にケアできません。

つまり、そのときどきの歯の生えかわり具合に合わせ、歯磨きなどの方法も見直す必要があるのです。

私は、これまで30年以上、小学校の保健室の先生として子どもたちの歯を見てきました。

その中で気がついたのは、歯の生えかわり具合には学年ごとに特徴があるということです。

もちろん個人差がありますので１００パーセントではありませんが、私はかなりの確率で、歯を見ればその子が何年生かを言い当てることができます。

わかりやすい例で言うと、上の前歯２本がビーバーのように生えてきてチャーミングなのは、だいたい２年生ですね。

学年ごとに歯の状態の目安があるということは、歯磨きなどのケア方法もまた、学年ごとに見直さなければいけないということ。

ぜひ、これからご紹介する学年ごとの歯の成長過程を参考にしつつ、適切な歯磨きができるようサポートしてあげてください。

せっかく歯磨きをしていても、ただなんとなく「歯磨きをしているつもり」になっているだけでは、あまり意味がありませんからね。

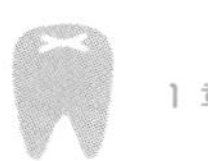



**歯磨きの技術と習慣を、小学生の間にしっかりと身につける。するとそれが、子どもたちがこれからの人生において、効果的に歯を守っていくための礎となります。**

人生100年時代と言われているいま、このさき何十年もお世話になる歯との関係が、小学生時代に決まると言っても過言ではないのです。

忙しい毎日の中、子どもの歯磨きに付き合うのは、時間も手間もかかりますし大変だと思います。

しかしどうか、夕食の後の数分間を、子どもとの歯磨きタイムに充てることを惜しまないでほしいのです。

**親子で一緒に歯磨きをするその数分間の積み重ねが、子ども時代の歯はもちろん、大人になったときの歯にまでも影響を及ぼすのですから。**

では、ここからは具体的に、学年ごとの歯の特徴とともにケア方法のポイントをご紹介していきましょう。

# 1年生の歯ってこんなかんじ

それではまず、1年生の歯から見てみましょう。図中で白く描かれているのが乳歯、色がついているのが永久歯です。

ただ、乳歯が抜けはじめる頃なので、20本すべてそろっているとは限りません。1年生の間に2〜6本程度抜けるというケースが多いようです。

そしてなんといっても、**1年生の歯の最大の特徴は、上下ともに一番奥の歯が生えはじめるということ**です。

この奥歯こそ、6歳臼歯（きゅうし）（第一大臼歯）と呼ばれるとても重要な歯です。

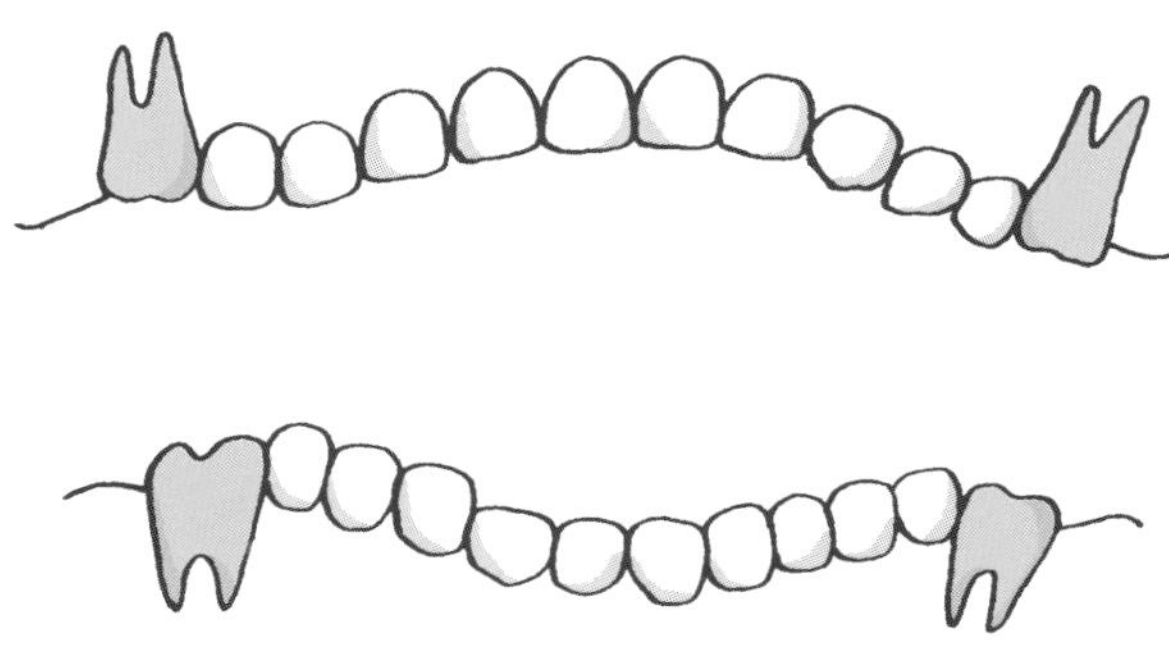

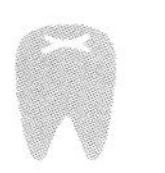



その名の通り、6歳頃に生えてくる臼(うす)のような役割の歯。わかりやすいですね。乳歯との入れかわりではなく、何もないところに生えてくるので、乳歯と間違えられることも多いようですが、れっきとした永久歯です。

この6歳臼歯は、歯の中で最も力持ちだと言われています。一番奥でどっしりと構えた臼のようなこの歯は、口の中に入れた食べ物を力強くすりつぶす役目を果たします。

硬いものを食べるときはもちろん、ご飯など比較的やわらかいものを食べるときにも、この歯なら効率的にすりつぶすことができます。

食事のときに、食べ物の60%を噛み砕くのがこの歯だと言われています。

ただ、そうして活躍の場が多いうえ、表面に深いでこぼこがあるので汚れがたまりやすく、しかも一番奥にあって磨きにくいので要注意。見えにくいところにあるため、生えてきたことにすら気づかないケースもあり、とにかく虫歯になりやすいのです。

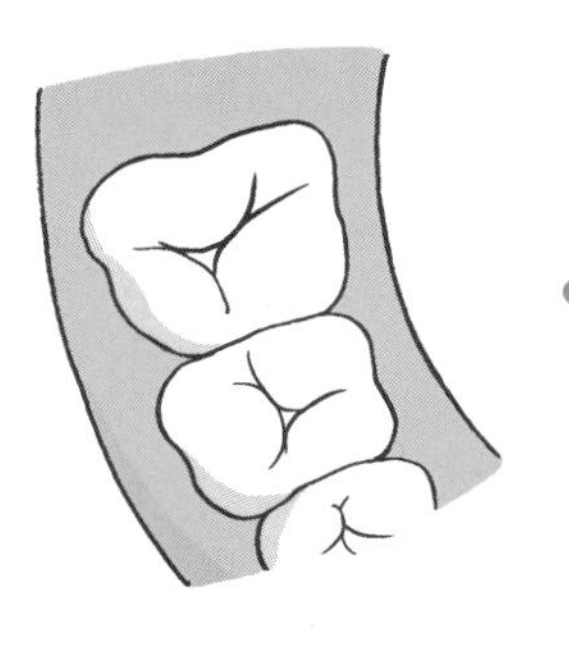
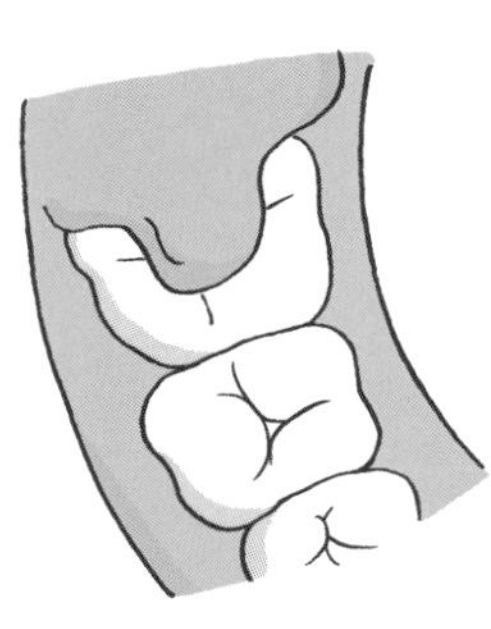

ある小学校の調査によると、虫歯がある子どもの約90％が、6歳臼歯の虫歯を抱えていたといいます。

たとえ歯磨きをしていても、いつも通りの方法では不十分だということを自覚しておいたほうがいいでしょう。

永久歯は生えるときに、歯肉を突き破って出てきます。

上の右の図は、6歳臼歯の半分くらいが歯肉から顔を出しているところ。

ここからさらに歯肉を押し上げるようにして、上の左の図のように全体が姿をあらわします。

生えてくるときに痛くなることはあまりありませんが、なんとなく違和感があって気持ち悪いという声をよく聞きます。

なんだかヘンだなぁと舌で触ってみて「あれ？　いつもと違う？　歯が生えてきたのかな」と気がつく子どもが多いみ

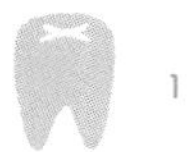



たいですね。

**1年生になる6歳頃は、歯にとって節目の年です。**

**6歳臼歯という重要な歯がトップバッターで生えてきて、その後も次々と永久歯が顔を出し、それにともなって乳歯が抜け落ちていきます。**

**このとき、実際に生えてきている永久歯は少なかったとしても、乳歯の下にはすでに永久歯がスタンバイしています。**

乳歯の下に潜む永久歯は、少しずつ成長をしながらデビューのときを待ち構えているのです。

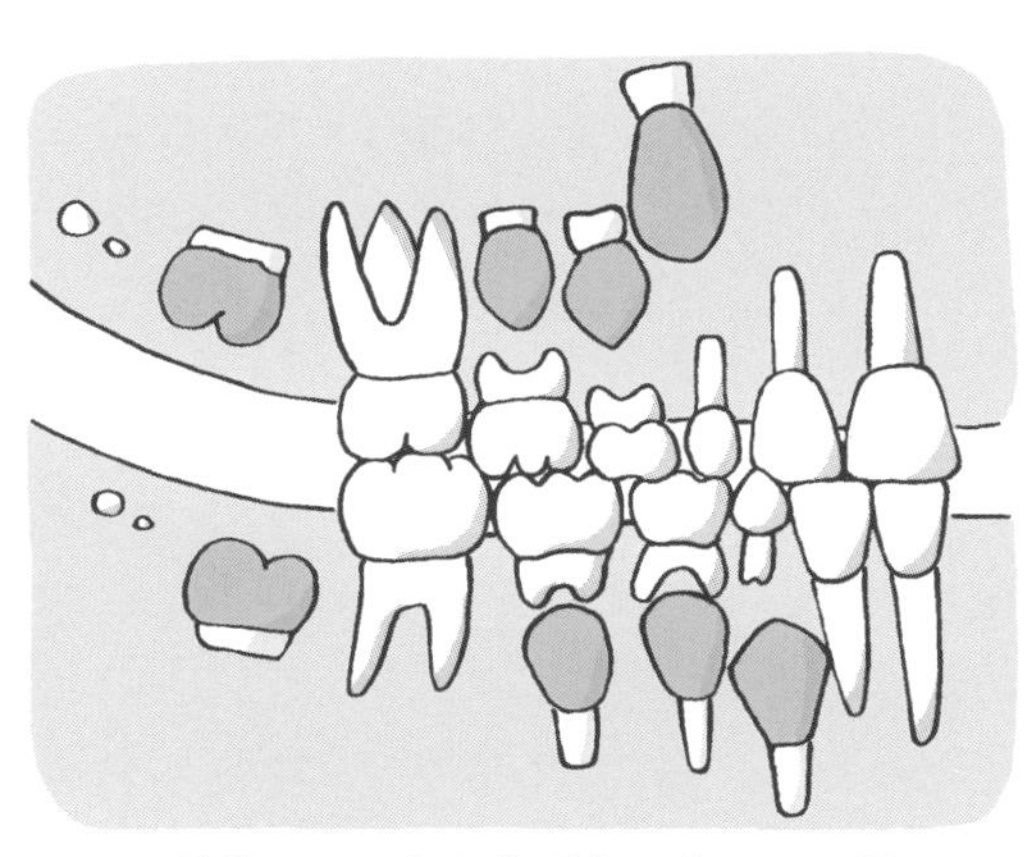

乳歯の下に永久歯が出てきている図

## 1年生の歯磨きポイント

1年生の歯磨きにおいて注意してほしいのは、前述したように、**一番奥にあらわれた新参者の6歳臼歯をしっかりと磨くこと。**

しかし、この頃の子どもはまだ、どれだけがんばってもきれいに磨ききることができません。

自発的な歯磨き習慣が身についていない子どもや、歯磨きのスキルが不十分な子どもも多いことでしょう。

歯磨きの習慣がきちんと身につき、6歳臼歯など磨きにくい部分の歯もしっかりと磨けるようになるまでは、仕上げ磨きが必要です。

歯の成長において節目の時期にあたるこの頃、仕上げ磨きを通して虫歯を防ぐことはもちろん、大きな変化の中にある子どもの歯の状態を、しっかりと把握してもらえたらと思います。

# 2年生の歯ってこんなかんじ

続いて、2年生の歯についても見ていきましょう。

まず、前述したように、ビーバーのようにかわいらしい前歯が特徴的です。

2年生の教室にはいつも、上の前歯2本が永久歯に生えかわったばかりの子どもたちがそろっているのです。

ハの字に広がって生えている前歯を見ると、「歯並びが悪いけれど大丈夫かしら」と心配される方もいらっしゃることでしょう。

しかし、この時期の歯の生え方には、あまり深刻にな

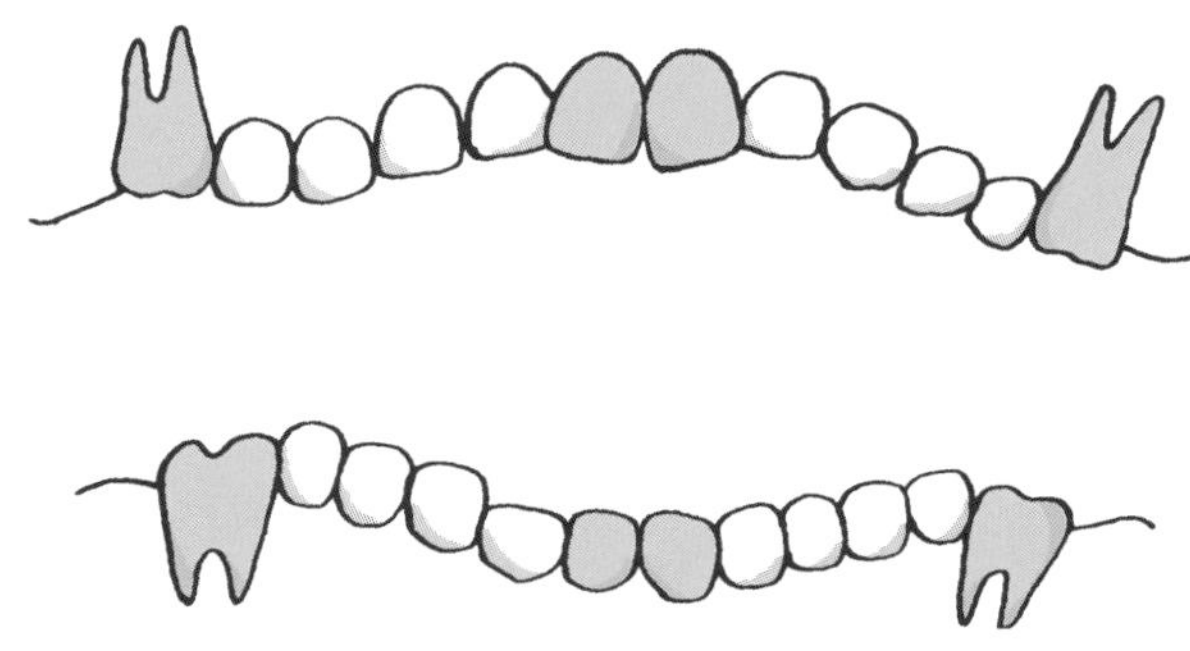

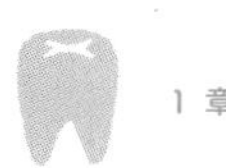



る必要はありません。

この状態は、「みにくいアヒルの子時代」とも呼ばれる期間限定のものであることが大半だからです。

みにくいアヒルの子が成長して美しい白鳥になったように、ビーバーのような歯並びも、ゆくゆくはきれいに整っていく。

もちろん、場合によっては注意が必要なときもありますが、多くの場合は、すぐに矯正などを考えなくても大丈夫。長い目で見守ればいいでしょう。

前歯が生えかわる順番は、下の歯が先。まずは下の前歯が永久歯になって、その後、上の前歯が生えてきます。

この頃に生えてくる永久歯の特徴として、先端がギザギザになっていることが挙げられます。

まるでノコギリの歯のように波打ったフォルムの歯が、にょっきりと顔を出している様子はとてもかわいらしいですね。

このギザギザを見て「この形のままだったらどうしよう」と心配される方も多いようです。

しかし、咀嚼（そしゃく）をするうちに時間をかけて研磨され、少しずつ平らにならされていくので問題ありません。

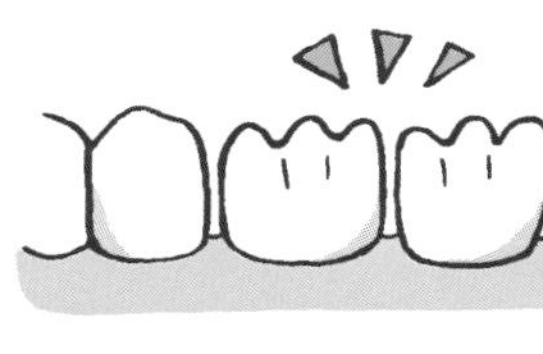

この時期だけに見られるチャームポイントとして見守ればいいでしょう。

ちなみに、なぜギザギザになっているのかというのは、私もよくわかりません。

生えてくるときに歯肉を突き破りやすいようになっているのかもしれませんし、生えたてのやわらかな状態でも噛み切りやすいようになっているのかもしれません。

ギザギザの理由を推理してみるのもおもしろいですね。

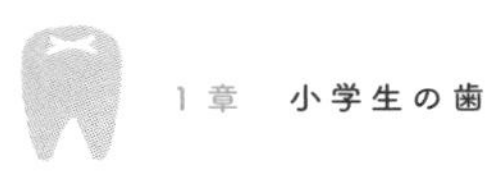


# 2年生の歯磨きポイント

この時期の子どもは、**生えたばかりの前歯をしっかりと磨く必要があります。生えたての永久歯というのは、大人の歯と比べてとてもやわらかいものですから。そして、やわらかさゆえに、虫歯にもなりやすいので要注意。生まれたての赤ちゃんのように、大切にケアしてあげたいですね。**

歯ブラシの毛先の使い方を身につけて、まずは前歯の外側を、そして内側もきれいに磨けるようになってください（磨き方は96ページ）。

それから、乳歯が抜け落ちたものの、まだその場所に永久歯が生えてこないというとき。

そうした時期には、歯肉をやさしくマッサージするのがおすすめです。

歯ブラシでそっとこすって刺激を与えましょう。

イメージは、ヒナが生まれそうな卵を、親鳥が外側からつついているようなかんじ。

「もう出てきてもいいよー」とメッセージを送りながら、外の世界へと生まれ出るサポートをするように歯ブラシでマッサージしましょう。

また、**2年生の頃には、子どもが自主的に歯磨きをするように習慣づけができているといいですね。**

親が促さなくても、自分から歯磨きできるようになっていてほしい。

そして、仕上げ磨きを卒業できるくらい、子ども自身の歯磨きテクニックが向上していることが望ましいと思います。

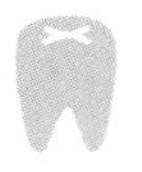



# 3年生の歯ってこんなかんじ

3年生から6年生頃までは、混合歯列期と呼ばれる時期にあたります。

その名の通り、乳歯と永久歯が混在している時期です。

「ここの歯が抜けたと思ったら、こっちの歯も抜けた！」

「あっちもこっちも、抜けかけてグラグラしている！」

「抜けたところに永久歯が生えてきた！」

と、とにかく入れかわりが激しくなっていきます。

口の中は、生えかけの歯や抜けかけの歯、生えきった歯、抜けているところなどが入り交じり、ガチャガチャした状態が続きます。

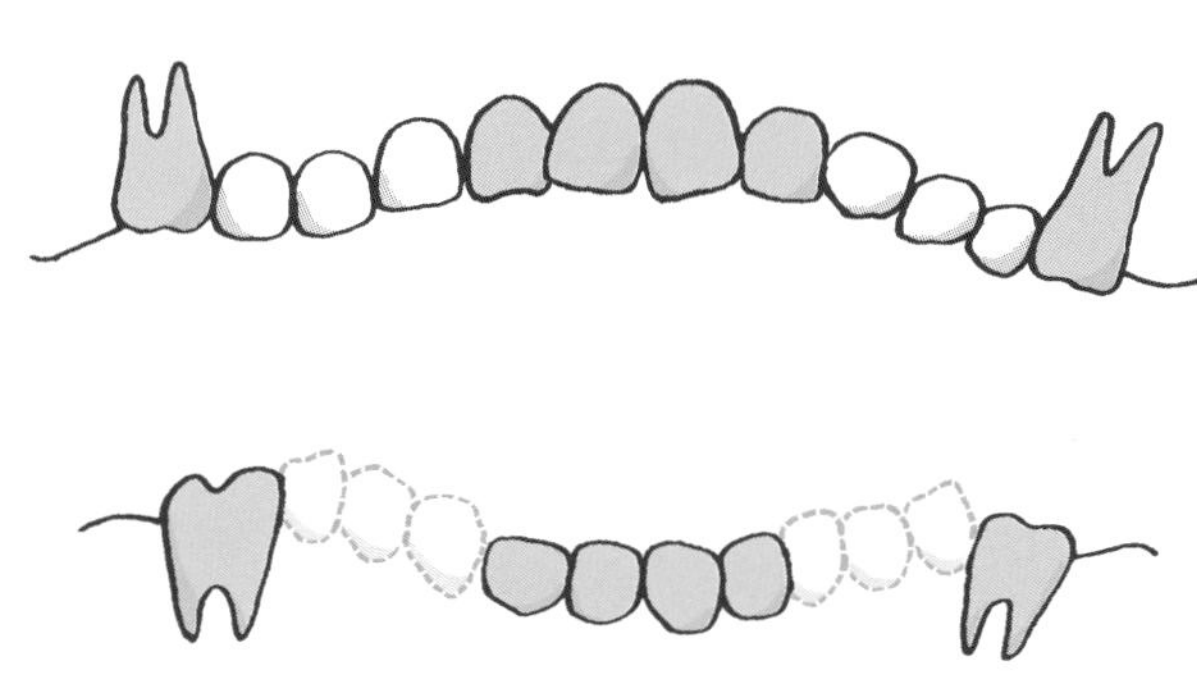

この頃になると、上下の前歯はすでに生えかわっている子が多いですね。

その次の段階として、下の6歳臼歯の手前にある6本の歯が代わる代わる、抜けては生えていきます（図中点線部分の歯）。

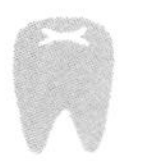



# 3年生の歯磨きポイント

子どもにとって、整然と並んでいる歯であっても、きれいに磨くのは難しいもの。混合歯列期にあるガチャガチャ状態の歯なら、なおさらです。しかも、一人ひとり状況が違いますから、全員が同じ磨き方をしていてもダメ。**オーダーメイドの歯磨き方法が必要です。**

混合歯列期に入る3年生の子どもたちに対して、私は、まずは手鏡で自分の口の中を観察してもらうようにしています。

**自分の歯がどんなふうになっているのかを、しっかりと見て把握する。**それから、**歯の生え方に合わせてどんなふうに磨けばいいのかを自分で考えてみる**んです。

できれば、歯医者さんで歯科衛生士さんの歯磨き指導も受けてみるといいですね。

ただ、小学3年生というのは、ギャングエイジとも言われていて、とにかく落ち着かない時期。

自分の歯とじっくり向き合える子どもばかりではないと思います。

子どもの性格なども考慮しながら、できる範囲で、そのときの歯並びに沿った磨き方をできるように、サポートしていきたいものです。

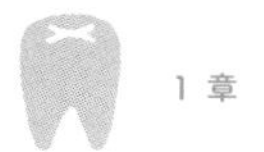



## 4年生の歯ってこんなかんじ

４年生も、引き続き混合歯列期のまっただ中。**乳歯と永久歯の入れかわりが激しい子どもが多い**ですね。

この頃になると、生えかわりが早い子どもの中には、すべて永久歯になっているというケースもちらほら見受けられます。

ただ、発育具合によって個人差が大きいので、

「４年生なのに、まだこれだけしか生えかわっていない！」

などと焦ったり、ほかの子どもと比べて不安になった

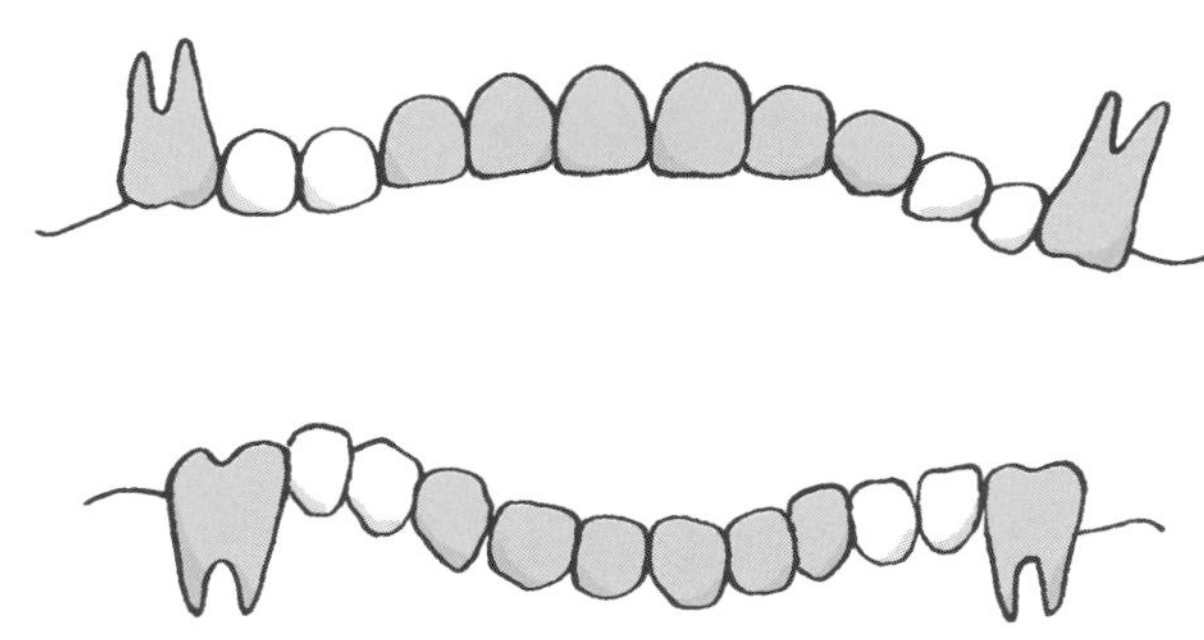

りせず、おおらかに待っていればいいと思います。

この頃の特徴と言えば、**不正咬合（ふせいこうごう）や歯肉炎（しにくえん）が起こりやすい**ことでしょうか。

不正咬合というのは、上の歯と下の歯がうまく噛み合わない状態のことを言います。「噛み合わせ」などと呼ばれることもありますね。

「受け口」や「出っ歯」なども、不正咬合の一種です。


不正咬合になり、右側の噛み合わせが悪くなっていると、自然と、左側でばかり噛むことになってしまいます。

それだけ考えると、あまり悪いことのようには思われないかもしれませんが、片側だけで噛む機会が蓄積すると、次第に、顔や体にゆがみがあらわれます。

不正咬合は、食べ物を噛みにくいというだけではなく、全身にさまざまな影響を及ぼすのです。


噛むための顔の筋肉は、首や肩の筋肉と連動していますから、不正咬合によって噛むときに使う筋肉に偏りが出ると、首や肩、ひいては全身の筋肉をバランスよく

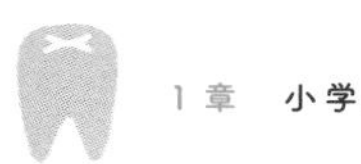



使えなくなってしまいます。

そうなると、筋肉にかかるストレスがアンバランスになり、あらゆる不調を引き起こします。

整形外科などでは不調がとれず、嚙み合わせを調整することによって改善したというケースもあるほどですから、決して甘くみることはできません。

不正咬合になってしまうと、残念ながら歯磨きなどのセルフケアで変えることが難しいため、歯科で相談して矯正などを検討するのも一つの手段だと思います。

ただ、**不正咬合になりにくくするために、できることもあります。頰づえや手添え寝、うつぶせ寝、よこ寝など、片側の歯に負担をかけるような姿勢を避けることです。**

また、片側にばかり顔を向けるクセがある場合は、バランスをとれるよう気をつけるといいでしょう。

たとえば、食卓の右隣の席に母親が座っていて、右ばかり向いて食べているようなら、それだけでも偏りが出てきます。

家で過ごすときに右を向いてテレビばかり見ているようなら、それもまた、積もり積もって歯の左右差になってあらわれます。

生活の中に、不正咬合を招くようなクセがないかどうか、一度見直してみるといいですね。

## 寝る姿勢に気をつけよう

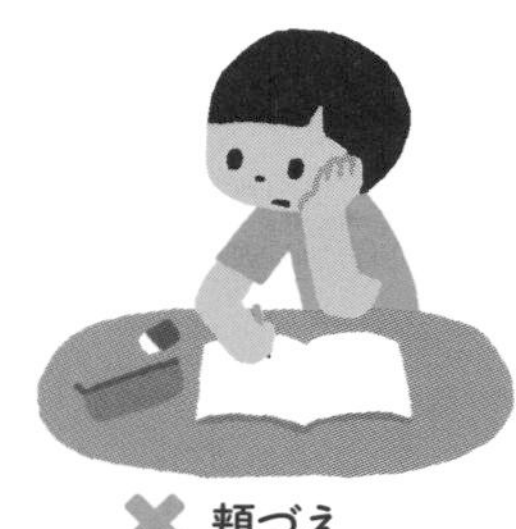

✖ 頬づえ

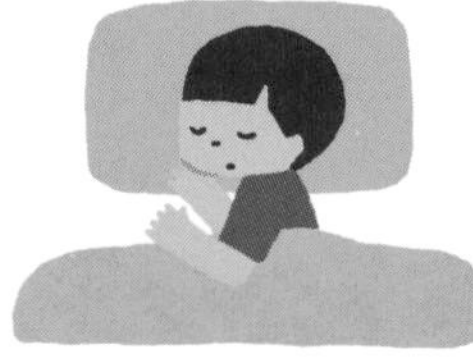

✖ 手添え寝

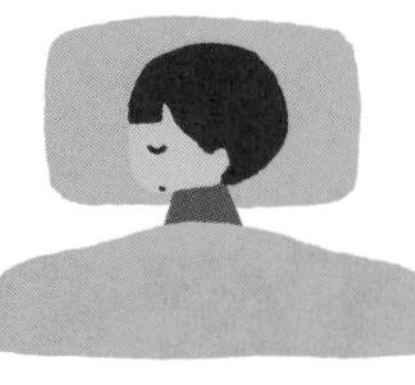

✖ よこ寝

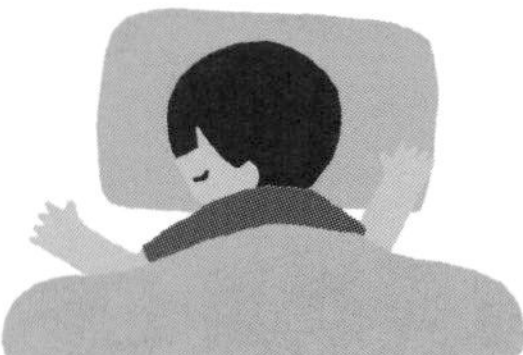

✖ うつぶせ寝

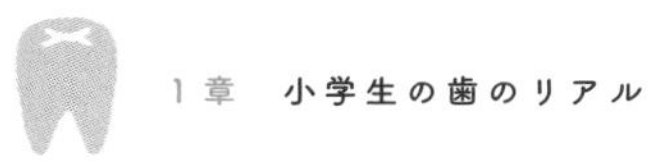


# 4年生の歯磨きポイント

**4年生もまた、混合歯列期のまっただ中ですから、とにかく虫歯になりやすい時期。**

この時期の口の中をよく見てみれば、虫歯が見つかる確率が高いですよ。ぜひチェックしてみてください。

3年生のときに歯科衛生士さんの歯磨き指導を受けることをおすすめしましたが、3年生ではまだ難しいという子も多いかもしれません。

4年生になれば、歯や歯磨きへの理解もずいぶん進むと思いますから、4年生で改めて指導を受けてみるといいですね。

# 5年生の歯ってこんなかんじ

続いて、5年生の歯について見ていきましょう。

この頃になると、犬歯と小臼歯が生えている子どもが目立ちます。

図中、歯をグレーで示している部分ですね。


また、不正咬合になっている場合は、そのことがより顕著にあらわれてくる時期です。

4年生の頃にはまだ、なんとなく偏りがあるという程度だった不正咬合が、5年生になるとはっきりしてくる。

そして年々、その度合いは強くなっていきます。


**歯列矯正などが必要な場合は、早めに検討するといい**

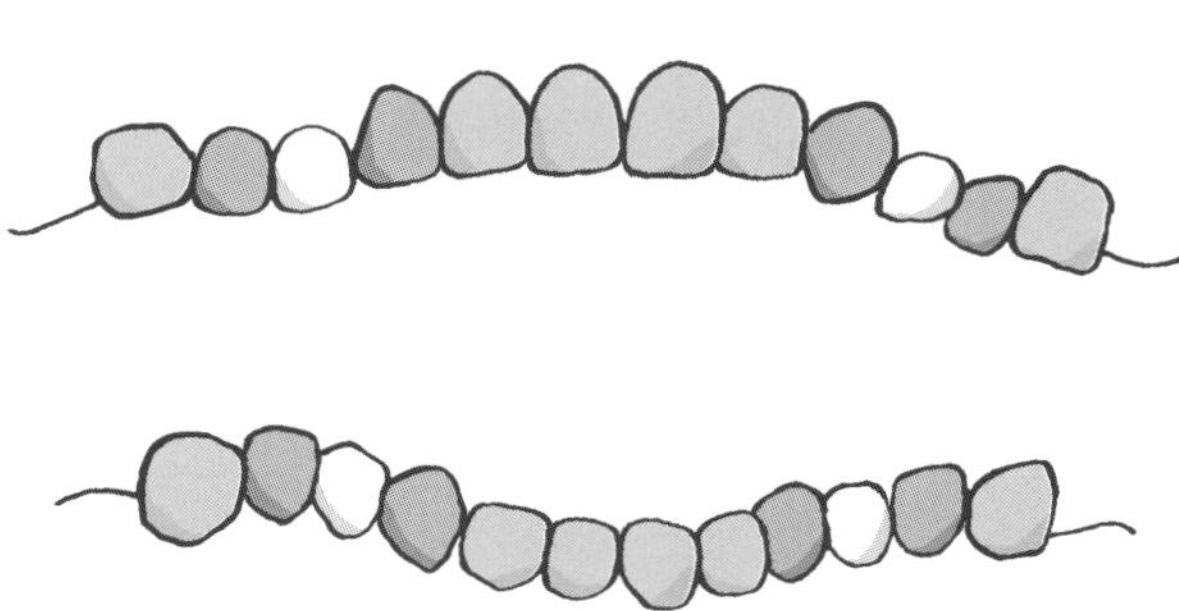

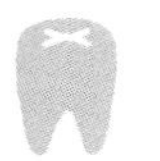



でしょう。

また、4年生の頃に引き続き、歯肉炎も見られやすい時期です。**歯肉炎は、歯と歯の間や、歯と歯肉の間に細菌がたまり、炎症を起こしている状態。適切な歯磨きをしていれば予防できる症状です。**

歯肉炎のときの歯肉の色は、たとえるなら牛肉の色。赤みを帯びていて、感触はぶよぶよとしています。

それに対し、正常な歯肉は豚肉のようなピンク色をしていて、スッキリとひきしまっています。

鏡を見て、自分の歯肉の色が牛肉のようになっていないかチェックさせてみましょう。

## 5年生の歯磨きポイント

前述したように、生えてきたばかりの歯というのは、やわらかくて虫歯になりやすいものです。

1年生の頃に生えてきた6歳臼歯をはじめ、生えてから時間が経っている歯や、まだ残っている乳歯ももちろん大切ですが、この時期は、**生えたばかりの犬歯や小臼歯を重点的に磨くといい**でしょう。

また、**歯肉炎を見つけたときには、歯ブラシで歯肉マッサージをするのがおすすめです。**

牛肉のような色の歯肉に軽く歯ブラシをあて、左右に細かく動かします。力を入れすぎないように気をつけながら、やさしく10回往復くらいブラッシングしてください。

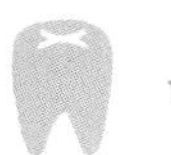



血が出たり痛くなったりするかもしれませんが、少しくらいは気にしなくても大丈夫。

私は昼休みに、歯肉炎の子どもたちを保健室に集めて、歯肉炎マッサージを指導したことがあります。

やさしく10往復の歯肉炎マッサージ。ただそれだけで、２週間もすれば、子どもたちの歯肉が回復していきました。

自分でケアを続けることで健康的な歯肉を取り戻すことができた。

その経験は、子どもたちにとって大きな自信になったのではないでしょうか。

歯肉炎になってしまったときは、ぜひご家庭で、そうした経験をしてもらえたらと思います。

## 6年生の歯ってこんなかんじ

さて、いよいよ最後は6年生の歯についてです。

6年生になる頃、6歳臼歯よりももっと奥に生えてくる特徴的な歯があります。

それが、12歳臼歯（第二大臼歯）です。図の点線で示した部分ですね。

これらが生えてくると、**乳歯だけの頃は20本だった歯が、永久歯28本となり、親知らずを除いてすべてそろったことになります。**

12歳臼歯は、6歳臼歯と同じく乳歯がないところに生えてきます。しかも、一番奥の見えにくい場所にひっそ

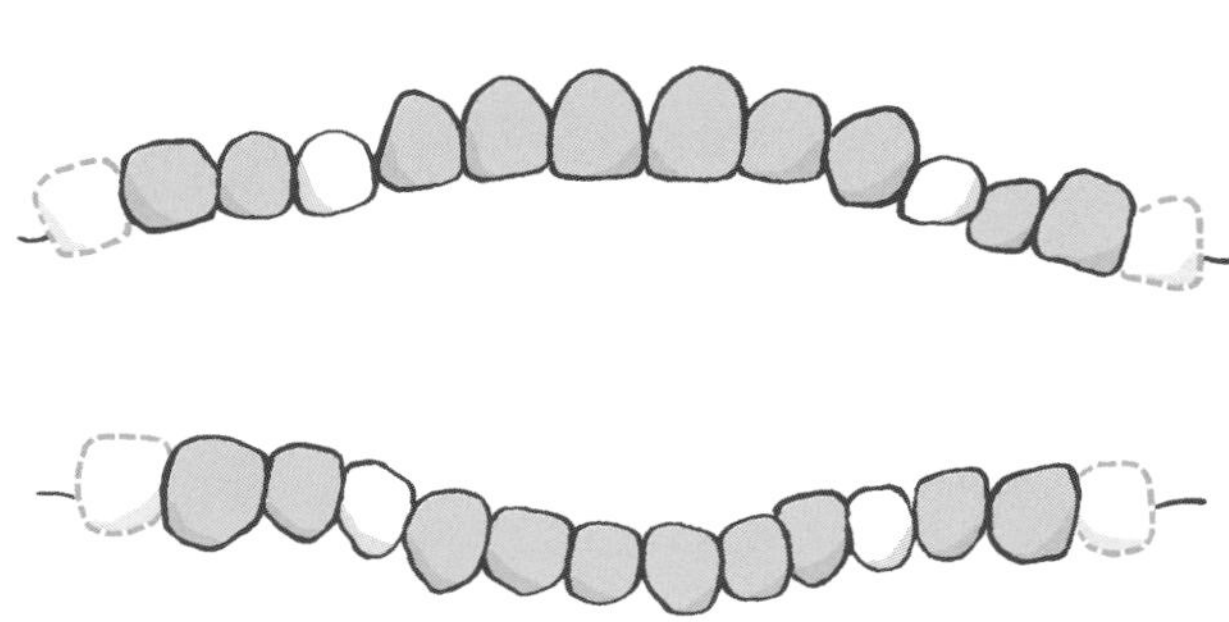

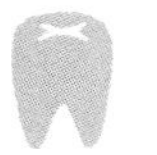



りと。

だから、生えてきていることに気がつかない子どもも多いようです。

この歯は、奥にあって歯ブラシが届きにくいことに加え、表面に深いでこぼこがあって汚れがたまりやすくなっています。

そんな理由もあり、最後に生えてくるにもかかわらず、永久歯の中で最も寿命が短いと言われている不遇の歯です。

しかし、力持ちの6歳臼歯をサポートするととても頼もしい存在。

長生きして活躍できるよう、しっかりと歯磨きしましょう。

## 6年生の歯磨きポイント

６年生では、最も磨きにくい位置に生えてくる12歳臼歯をきれいに磨くことが課題となります。

一番奥にあるうえ、手前にある６歳臼歯よりも背が低いため、歯ブラシが届きにくいのが難点。

**鏡を使って歯の状態をチェックしながら、どうすれば12歳臼歯のすみずみまで歯ブラシが届くのか、子どもと一緒に考えてみるといいでしょう。**

それと同時にぜひ、歯磨きグセを見直す機会も持ってもらいたいですね。

自分で歯磨きをするようになって数年が経つと、知らず知らずのうちにクセがついているもの。

自分にとって磨きにくい部分はどこなのか。

できればそこを最初に磨きます。

そして、その部分をきれいにするためには、歯ブラシをどんなふうに使って磨けばいいのか。

いま一度、見直してみましょう。

プラークテスター（153ページ参照）を使って確認してみると、わかりやすいと思いますよ。

また、この頃から、**歯ブラシに加えて歯間ブラシでのケアも取り入れることをおすすめします。**

歯と歯のすき間の汚れには、歯ブラシだけでは落としにくいものも多くあります。

手先を器用に使うことができ、歯磨きも上手になっている6年生。

ぜひ、歯間ブラシの活用術も身につけていただきたいと思います（使い方は110ページ）。

そして最後に、6年生の歯磨きについて心にとめていただきたいことがあります。

それは、この頃までに、ひとりでしっかりと歯磨きができるよう自立してほしいということです。

もうすぐ中学生。自然と親離れが進み、童顔から引き締まった顔つきに変わっていきます。

この頃までに親が口の中をチェックしたり、「歯磨きしなさい」と指示したりしなくても、**子どもが自分の意思できちんと歯磨きできるよう、成長していてほしい**のです。

そのためにはもちろん、親の働きかけも欠かせません。

**子どもとともに歯磨きを楽しみながら、小学生のうちに適切な歯磨き習慣を身につけさせましょう。**

その習慣はきっと、大人になってもその子を力強く支えてくれるはずですから。

## 歯のものしりクイズ ①

**Q** 虫歯を治療しなければなれないのは、次のうちどれでしょう？

1. 消防士
2. 宇宙飛行士
3. 力士

**A** 答えは、2の宇宙飛行士です。

宇宙飛行士は、地球上では考えられないほどの気圧の変化がある中で作業をするのだそう。

虫歯は、気圧が大きく変化することによって、痛みが強くなる可能性が高まります。

宇宙で歯の治療をすることはできないので、宇宙飛行士として採用されるためには、虫歯がないことが条件なのだそうです。

2章

# いまどきの子どもの歯

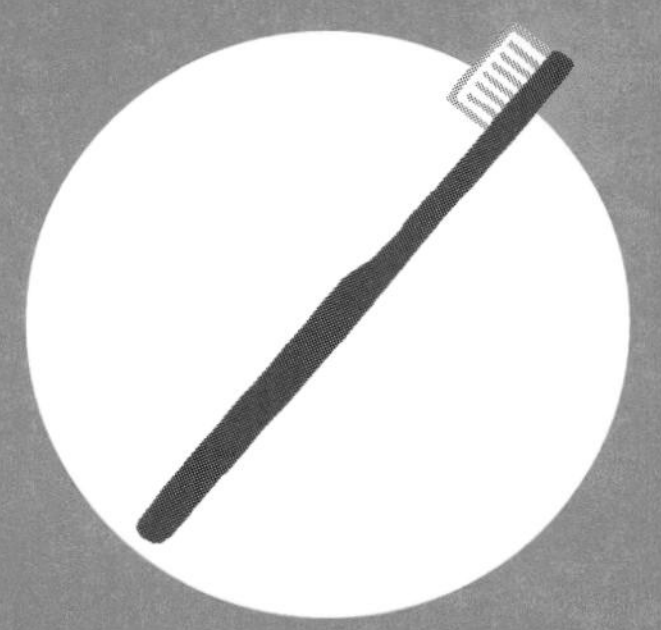

## 乱杭歯（らんぐいば）の子どもが増えている

ここまでご紹介してきたような歯の発育ペースには、この30年ほど教育現場で見てきた限り、それほど変化はないように感じています。

もちろん、身長が伸びるペースが一人ひとり違うように、歯の生えかわりにも個人差があります。

発育が早い子であれば、前述した目安よりもずっと早く生えかわりが進むと思いますし、発育がゆっくりした子の中には、高校生になってから12歳臼歯が生えてくるというケースもあるようです。

多少は遅くても早くても、どの時代にも見られる個人差なのだと思って受け止めればいいでしょう。

ただ、一人ひとりの歯の発育とは関係なく、時代の移り変わりによって見られるようになった変化というものもあります。

30年ほど前からいままでを振り返ってみると、少しずつ変わってきたと感じるポイントがいくつかあるのです。

まずひとつは、乱杭歯が増えたこと。

乱杭歯とは、歯が重なるように生えることによって歯並びがでこぼこしているもので、叢生（そうせい）とも言います。

犬歯が飛び出た状態で生えてくる八重歯も、その一種です。

ではなぜ、乱杭歯が増えたのか。

それは、現代の子どもたちの顎が小さくなってきているためです。

歯の本数は、あらかじめ決まっています。

顎が小さくなり、歯が生えるスペースが小さくなったにもかかわらず、そのスペースに同じ本数の歯が生えようとすると、どうなるでしょうか。

生えてくる歯が居場所を探すように重なるしかなくなります。
そうして、乱杭歯の子どもたちが増えてきたのです。

ちなみに、顎が小さくなってきた理由のひとつは、食生活の変化ではないかと思われます。

この数十年で食生活は欧米化しました。

歯ごたえのある煮物などを多く食べていた時代には、しっかりとした丈夫な顎の子どもがよく見られたものです。

しかし、ハンバーグやカレーなど、噛みごたえのない洋食メニューが食卓にのぼることが増え、子どもたちの顎が次第にほっそりとしてきました。

**しっかりとした顎を育て、乱杭歯を防ぎたいと思うなら、6歳臼歯が生えてくる小学1年生頃から、歯ごたえがあるものを食べる習慣を身につけるといいでしょう。**

**噛みごたえのある和食メニューを増やせるのであれば理想的ですが、メニューはそのままでも工夫次第で顎を鍛えることができます。**

たとえば、カレーの具材を少し大きめに切る。それだけでもいいのです。口の中でゴロッと転がって、歯で噛み砕かなければ飲み込めないような大きさ。十円玉くらいの大きさで十分です。

肉も野菜も、決して硬くする必要はなく、ちょっと大きめにカットして口に入るようにすれば、噛む機会がぐっと増えます。

その積み重ねによって顎が鍛えられて大きくなり、きれいな歯並びを手に入れられるはずです。

## 開けっぱなしの口が招く弊害

また、口を開けたままの子どもが増えたというのも、一つの傾向です。

歯とは直接関係がないように思えるかもしれませんが、実は大きな影響がありま す。

たとえば授業を受けているとき、テレビを見たり、本を読んでいるときなどに、無防備にぽかーんと口を開けっぱなしにしている。

そうすると自然に、口の中が乾燥してしまうのです。

鼻ではなく、**開けっぱなしの口で呼吸をするようになれば、その乾燥はさらに深刻になります。**

**口の中は、唾液で潤されることによって虫歯菌を洗い流すという自浄作用が働い**

**ていますが、乾燥するとその作用が失われることに。結果的に、虫歯菌が繁殖しやすい環境をつくる**というわけです。

ではなぜ、口を開けたままの子どもが増えたのでしょうか。

ひとつは、口を閉じるという意識を持てるよう、子どもに声がけする機会が減っているということが挙げられるでしょう。

口というのは、特に幼いうちは、意識的に閉じようとしなければ開けっぱなしになりやすいもの。

口を開けたままの子どもには、できるだけ閉めるように促してあげましょう。

また、もうひとつの根本的な理由は、前述した顎の小ささとも関連しています。嚙む機会が減ったことにより口まわりを動かす筋肉が鍛えられておらず、口を閉じにくくなっているのです。

閉じにくいどころか、意識しても閉じられないという子どももいるといいますから、事態は深刻です。

口を閉じるための筋肉の力が弱く、うまく動かすことができないのです。

そうした子どもたちにぜひ実践してもらいたいのは、「あいうべ体操」。

方法は簡単です。

左ページの図のように、口を大きく開いて「あー」、大きく横に広げて「いー」、唇を強く前に突き出しながら「うー」、舌を突き出して下に伸ばして「べー」。

これを一日30回くらい続けてみてください。

継続するうちに口を動かす筋肉が鍛えられ、閉じやすくなります。また、口呼吸をしている場合は、鼻呼吸に切り替えやすくなるはずです。

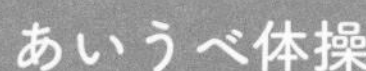


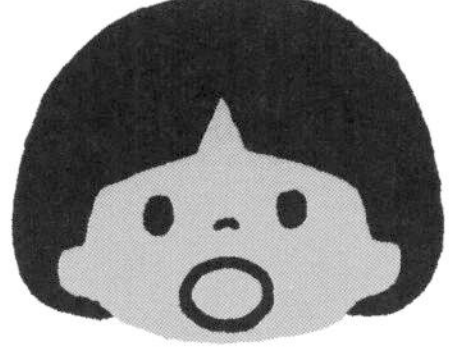

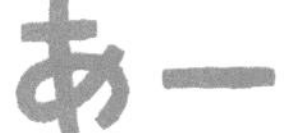


①「あー」と
口を大きく開く

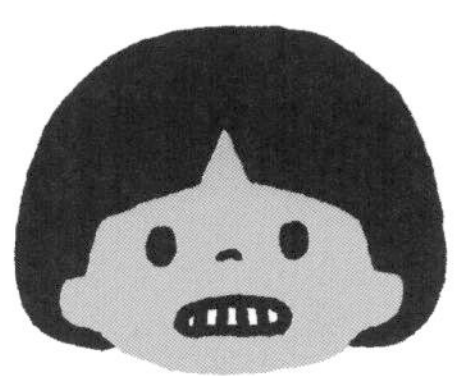

いー

②「いー」と口を
大きく横に広げる

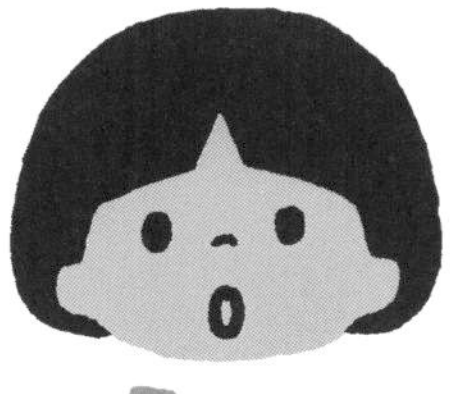

うー

③「うー」と口を
前に突き出す

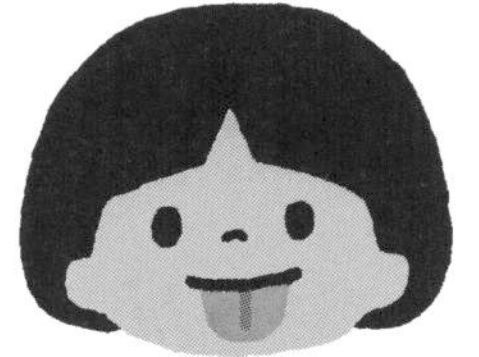

べー

④「べー」と舌を
突き出すように
下に伸ばす

## ストレス過多で唾液が少ない子どもたち

さらにもう一つ、**現代の子どもの特徴として見られるものに、唾液の少なさが挙げられます。**

これは、口を開けっぱなしにしているという前項とも関連しますが、他にも理由があります。

それは、強いストレスを感じている子どもが増えているということです。

ストレスと唾液の量には、実は、密接な関係があります。

ストレスが強いときには交感神経が優位に働き、緊急事態に対処しようと消化器の機能が抑制されます。その結果、唾液の量が少なくなるのです。

もちろん昔から、子どもたちは多かれ少なかれストレスを感じていたはずです。

ただ、長年、小学校の現場に身を置く中で感じるのは、繊細な感受性を持ち合わせた子どもたちが増えているということ。

大人の世界と同様に、子どもの世界にもさまざまなストレスがあることは言うまでもありません。

それらを繊細な心で抱え込み、人知れず苦しむ子どもたちが増えているのです。

そうして**強いストレスによって唾液の量が少なくなれば、前述したように、口の中の自浄作用が弱まり、虫歯菌が繁殖しやすくなります。**ストレスにさらされることにより結果的に、虫歯になりやすい口内環境ができあがるというわけです。

現代ならではのこうした傾向も考慮しながら、子どもたちの歯を守っていきたいものです。

## 小学校卒業後、高齢に至るまでの歯

ではここからは、小学校を卒業した後の歯の状態について、少しご説明しましょう。

多くの子どもたちは、小学生の間に永久歯が生えそろいます。

生えかわりには個人差がありますが、**遅くても高校生くらいまでにはすべての永久歯が生えそろう**ことでしょう。

**生えてきたばかりの永久歯は、エナメル質がやわらかいため、虫歯になりやすい状況です。**

そのため、生えたての歯が多く、また、歯並びも変動しがちな小学生の間は、注意深く丁寧に歯磨きをする必要がありました。

しかし中学生以降は、エナメル質が硬化して虫歯になりにくくなり、また、歯並びも固定化されて歯磨きもしやすくなります。

歯周病や歯肉炎などのリスクは引き続きありますが、小学生の頃と比べるとケアをしやすくなるでしょう。

ただ、残念ながら、そうした状況がずっと続くわけではありません。

40代頃からは徐々に、唾液の分泌量が減ることによって、虫歯や歯周病などが増えていきます。

その変化は年々加速し、60代頃からは失う歯が増えていく人も。虫歯や歯周病などによって歯が抜けていくのです。

抜けた箇所をそのままにしていると、噛むときに周囲の歯の負担が大きくなりすぎたりして、芋づる式に歯を失うこともあるので要注意です。

適宜、入れ歯などで補って被害を食い止めるのが得策です。

こうして、**28本あった永久歯は、残念ながら年齢とともに少しずつ減少していく運命にあります。**

平成11年の厚生労働省の歯科疾患実態調査によると、80歳の一人平均現在歯数は8・21本でした。

しかし、この本数では、十分に食べ物を噛み砕くのは難しいはずです。

では、いったい何本の歯がそろっていれば、食事のときに困らないと言えるでしょうか。

答えは20本です。

そうした観点から、厚生省（当時）と日本歯科医師会によって平成元年に打ち出されたキャンペーンが「８０２０（ハチマルニイマル）運動」です。

生涯を通して、自分の歯で食べる楽しみを味わえるようにとの願いを込め、この運動を推進した成果もあるのでしょう。80代以上の残存歯数は右肩上がりになっています。

実は、平成元年には、80代以上の平均残存歯数は平均4～5本でした。

その後、平成11年には7～8本、平成23年には11～14本にまで伸びました。

そして、平成29年に厚生労働省が発表した歯科疾患実態調査によると、平成元年には7％程度だった80～84歳の「８０２０」達成率が、なんと51・２％にのぼったといいます。

**健やかな歯を保持することは、食事のしやすさ以外にもさまざまなメリットをもたらします。**

しっかりと食べられることにより栄養状態が良好になり、心身が健康になるというだけではありません。

よく噛むことで脳が活性化され、認知症などのリスクが軽減するという調査結果も出ています。

歯根と歯槽骨（しそうこつ）の間にある歯根膜（しこんまく）という組織は、歯のクッションとしての役割を担うほか、三叉神経を通して歯の感覚を脳に伝えるという働きがあります。

歯を失うということは、この歯根膜も失ってしまうということ。

**歯根膜を失い、自分の歯で噛まなくなってしまえば、脳への刺激が減ることになります。それが、脳の機能低下にもつながるのです。**

3章

# 歯の仕組みとメカニズム

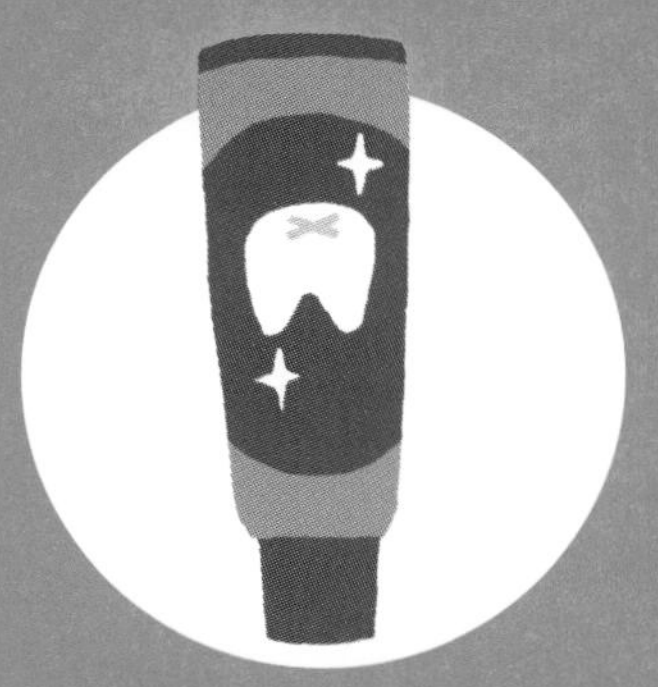

# 歯はこんなふうにできている

では、ここからは歯の仕組みについてご説明していきましょう。

下の図をご覧ください。

私たちが普段、歯として認識しているのは、一番外側に見えているエナメル質の部分です。

鉄よりも硬いと言われていますが、生えてきたばかりのときは比較的やわらかく、虫歯にもなりやすい状態です。

そして、エナメル質の内側にあるのが象牙質（ぞうげしつ）。

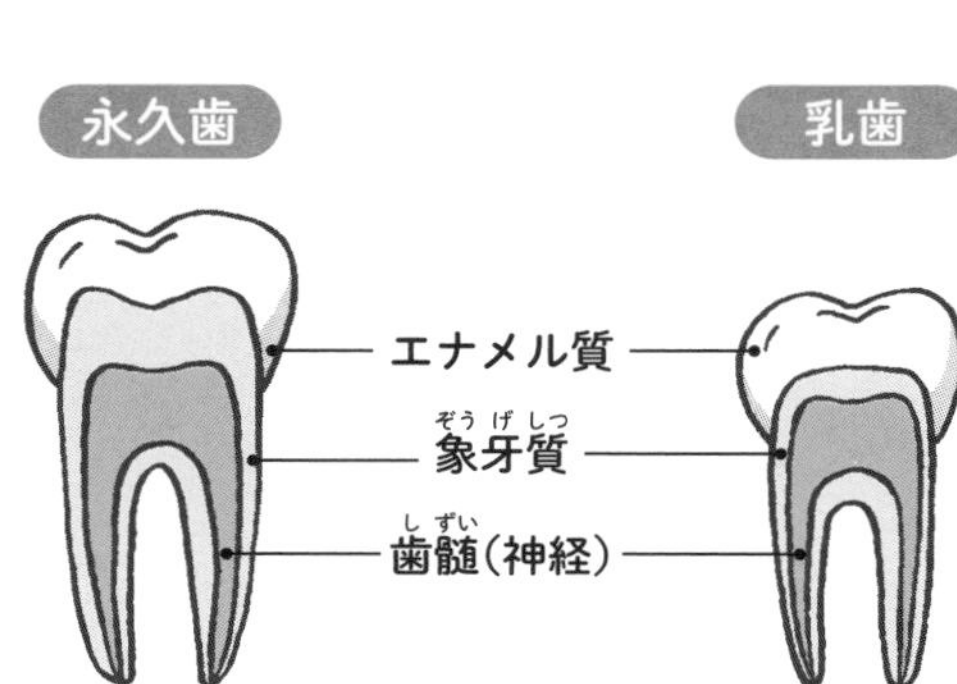

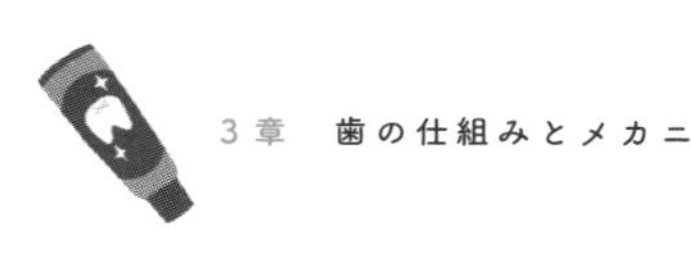



神経を取り囲むようにして歯肉の中にまで伸びており、この部分にまで虫歯が進行すると、痛みが出ることがあります。

象牙質のさらに内側には、歯髄（しずい）と呼ばれる神経と血管の組織が収まっています。

そのほか、歯肉の中にあって見ることはできませんが、歯槽骨や歯根膜、セメント質などによって、歯が構成され、守られています。

もちろん、永久歯と乳歯では構造が異なり、乳歯よりも永久歯のほうが象牙質の割合が高くなるなどの違いが見られます。

また、大きさも異なり、**永久歯は乳歯よりもひとまわり大きくなります。**

**乳歯のときに歯と歯のすき間が目立つのはそのためで、すき間があるからこそ、より大きなサイズの永久歯が生えてきたときに、重なり合うことなくきれいに並ぶことができるのです。**

ですから、乳歯のときに「すきっ歯」になっていても、それほど問題はありません。

どちらかといえば、すき間が一切ない乳歯のほうが、永久歯に生えかわったときに歯並びの心配があると言えるでしょう。

もちろん、永久歯が生えそろうまでに顎も大きくなるので、きれいな歯並びになる可能性もあります。

生えかわりの状況を見ながら、心配なときは歯科医に相談してみてください。

# 歯が生えかわるとき

さて、乳歯から永久歯へと生えかわるとき、歯肉の中ではどのような変化が起こっているのでしょうか。

ここで、歯肉の中で成長する永久歯の様子を見てみましょう。

下の図のように、まずは乳歯の下で少しずつ永久歯が成長します。

それと同時に、乳歯が根元から少しずつ溶けていきます。こうして居場所を明け渡し、永久歯にバトンタッチするのですね。

永久歯が成長するしくみ
乳歯
永久歯
1 乳歯の下で永久歯が成長する
2 永久歯の根が作られ始め、乳歯の根が溶けて短くなる
3 乳歯の根が溶けてなくなると、乳歯がぐらぐらして抜け落ち、永久歯が生えてくる

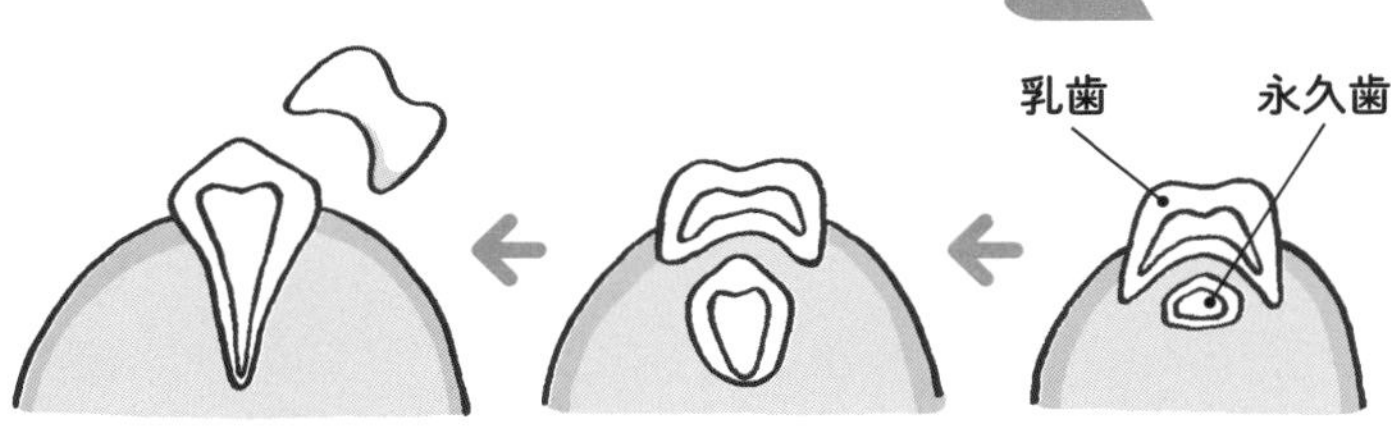

根が溶けてグラグラになった乳歯は、やがて抜け落ちます。
するとその場所には、成長した永久歯がしっかりと根を張っています。
子どもの歯肉の中では人知れず、こんなふうに世代交代が行われているのですからすごいですね。

ただ、永久歯へのバトンタッチがうまく行われるためには、乳歯を健やかに保つ必要があります。

「どうせ乳歯は抜けてなくなるんだから」と、虫歯になっても放置していませんか？

**乳歯の虫歯が進行すると、その下にある永久歯に虫歯菌が悪影響を及ぼす可能性があるので要注意です。**

乳歯の影響で発育不全を起こした歯は、ターナー歯と呼ばれます。

歯の表面がまだらになったり、凹（くぼ）みができたりする

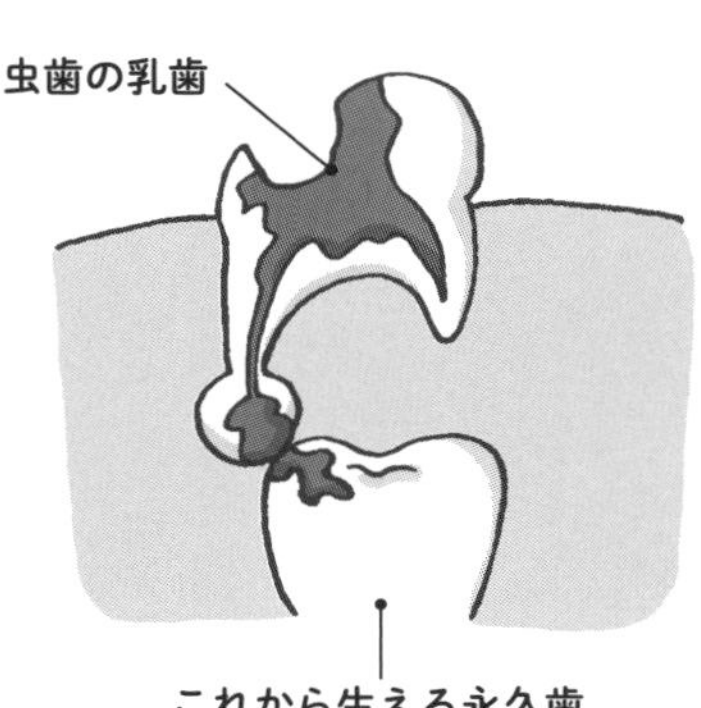

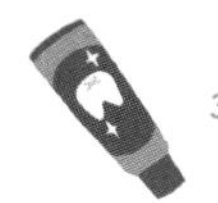



ほか、著しく障害があらわれる場合もあるといいます。

**乳歯は期間限定なのだからとあなどらず、丈夫な永久歯のためにもしっかりとケアしてくださいね。**

## 個性豊かな歯の種類、その並び順

乳歯は、生後6～12カ月頃に生えはじめます。

そして、20本の乳歯が生えそろった後、だいたい6歳頃から永久歯への生えかわりがはじまります。

永久歯は全部で28本（親知らずがすべて生えると32本）。

乳歯と永久歯、それぞれの種類と並び順は、左ページの図のようになっています。

それぞれの歯には、その位置や形に応じた役割があります。

たとえば、前歯（切歯（せっし）とも呼ばれます）は、食べ物を噛み切るのが得意です。食べ物を取り入れるときに先陣を切って、鋭く噛み切るのが前歯の役目です。

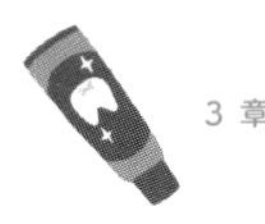



また、前歯の横にある犬歯は、引き裂くのが得意な歯です。

鋭くとがった先端を持ち、硬いものもグサリと突き破るようにして引き裂くことができます。

そして臼歯は、その名の通り臼のようにすりつぶすのが得意です。

上の歯と下の歯の平らな面をすり合わせるようにして、食べ物を細かくすりつぶします。どっしりと安定感がある形状も、まるで臼のようですね。

**子どもの歯（乳歯）**

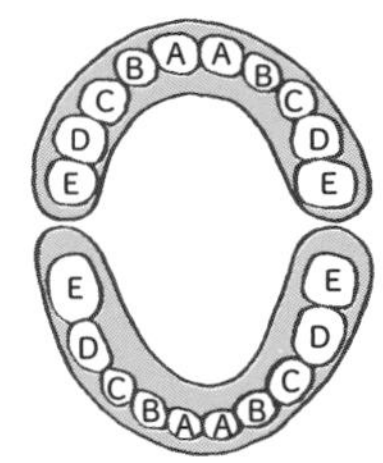


A・B…乳前歯（乳切歯）
C…乳犬歯
D…第１乳臼歯
E…第２乳臼歯

**大人の歯（永久歯）**

※32本の場合

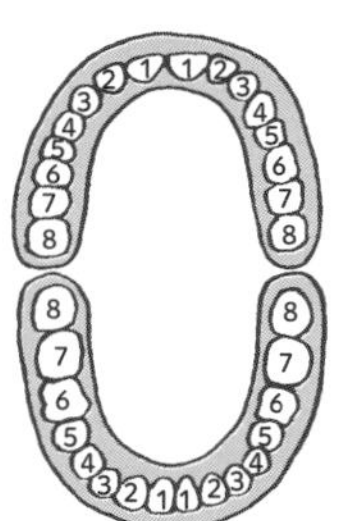


1・2…前歯（切歯）
3…犬歯
4…第１小臼歯
5…第２小臼歯
6…第１大臼歯
7…第２大臼歯
（8…第３大臼歯）

## 虫歯はどうしてできるのか

では、ここからは虫歯のメカニズムをご説明していきましょう。

私たちの口の中には、生まれたときから持ち合わせている常在菌をはじめ、大人では500～700種類以上もの細菌が生息しており、その中の十数種類が虫歯菌だと言われています。

この**虫歯菌は、他の細菌とともに歯の表面などに住みつき、健康な歯を虫歯にする機会をうかがっています。**

そして、口の中に糖分が入ってくると、すばやく取り込んでネバネバ物質をつくりだし、さらにそのネバネバ物質の中で次々と分裂し、増殖します。

プラーク（歯垢（しこう））と呼ばれるのは、こうして繁殖した虫歯菌のかたまりのこと。

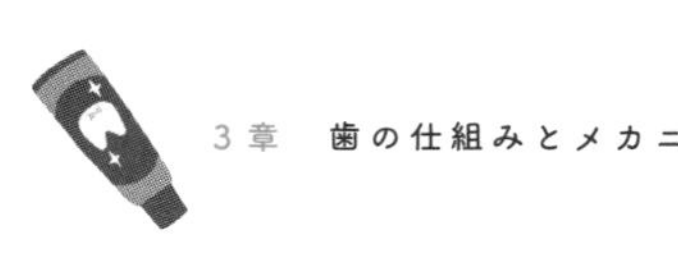


歯磨きができなかったとき、歯の表面にこびりついたプラークを見たことがある人も多いのではないでしょうか。

これらは食べかすではなく、虫歯菌のかたまりです。

**虫歯菌の大きさは1000分の1ミリほどと微細なのですが、プラーク（歯垢）は、それらが、私たちが存在を確認できるほどに大きくなったもの。**

想像してみると、おそろしいですね。

ちなみに、プラーク1ミリグラムあたりの虫歯菌の数は10億個以上！

私たちの体の中で最も細菌の密度が高いものだと言われています。

プラークの中にある虫歯菌は、やがて、糖分をエサにして酸を出すようになります。

この酸が、歯の表面のエナメル質を溶かし、歯に穴を開けます。

その穴からカルシウムやリンなどのミネラル成分が溶け出すことで、虫歯になるのです。

さて、虫歯のメカニズムについて解説してきましたが、おそらく子どもたちにはちょっと想像しにくいのではないでしょうか。

ここからは、私が小学校の授業で、子どもたちに向けてお話ししている内容を紹介してみます。


まず、口の中にはたくさんのバイキンちゃんがいます。

あなたが食べ物を口に入れると、その食べかすをバイキンちゃんが食べるんですよ。

すると、バイキンちゃんはうんちをする（プラークですね）。

このうんちは、歯にベタッとくっついて簡単にはとれないんです。

ヌルヌルした汚れがくっついた排水溝を思い浮かべてみてください。

水道の水をジャーッと流しただけでは取れませんよね。

バイキンちゃんのうんちも同じです。だから、歯ブラシできれいにする必要があるんですよ。


では、歯磨きをしないで、バイキンちゃんのうんちをそのままにしていたらどうなるのでしょうか。


バイキンちゃんは「やったー！」と大喜びです。

うんちはそのうち、お酢みたいに酸っぱくなってしまいます。


お酢には、どんな力があるか知っていますか？

なんと、歯を溶かす力があるんです。

あの硬い歯を、じわじわと溶かしてしまうんですよ。

うんちがちょっとついているだけだと思って油断していたら、うんちの力はどんどん強くなって、やがてはお酢になって歯を溶かしてしまう。

それが、虫歯のはじまりなんです。


どうでしょう？

これなら子どもにもイメージしやすいのではないでしょうか。

もしもお子さんが、お酢が歯を溶かすという仕組みを不思議議がるようでしたらチャンスです。

抜け落ちた乳歯をとっておいてお酢の中に漬け、一緒に観察をしてみましょう。歯の表面がボロボロはがれるように溶けていく様子を見ることができるはずです。

目の前で溶ける歯を見たお子さんはきっと、
「歯磨きしてバイキンちゃんをとらなければ大変なことになる！」
ということを、身に染みて感じます。

百聞は一見にしかず。

本物を見て実感し、得たものというのは、口先だけの説明よりもずっと心の奥深くまで届きます。

「歯磨きしなさい！」と声をかけるよりもずっと、効果があると思いますよ。

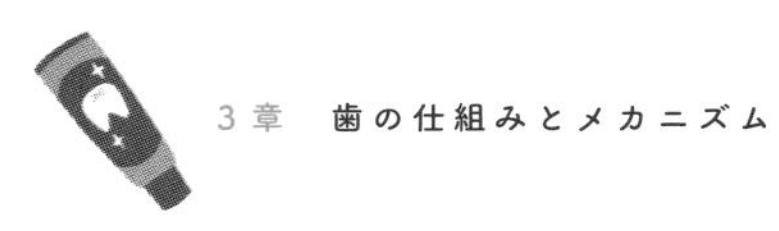


## 唾液はいつも、歯を守ってくれる

ちなみに、唾液に自浄作用があるというのは56ページでご説明しましたが、その仕組みについてもここで解説しておきましょう。

唾液には、酸を中和する働きや、酸によって溶け出したミネラル成分を元に戻す働きがあります。

つまり、虫歯になるのを食い止めたり、虫歯から回復させたりする力があるということです。

**初期虫歯であれば、きちんと歯磨きをすれば治せるというのは、こうした唾液の働きがあるためです。**

私は、歯科検診のときに初期虫歯が見つかった子どもたちを昼休みに保健室に集めて、歯磨き指導をしたことがあります。

14日ほど続けて、昼休みにしっかりと歯磨きをしたところ、ほとんどの子どもたちの虫歯がきれいになりました。

唾液には歯をリカバーする力があるのだということを、身をもって実感しましたね。

もっとも、歯磨きで治せる初期虫歯なのか、治療が必要な虫歯なのかという判断は、プロでなければ難しいものです。

「もしかすると初期虫歯かも」と思っても、歯科で診てもらうことをおすすめしますが、日頃からの丁寧な歯磨きが虫歯を遠ざけるということを知っておいてもらえたらと思います。

唾液にはそのほかにも、プラークの中にある酸や食べかすを洗い流す働きもあり、これも虫歯の抑制に一役買っています。

よだれが多い赤ちゃんが虫歯になりにくく、ドライマウスに悩みはじめる40代以降で虫歯になりやすいというのは、こうした理由なのです。

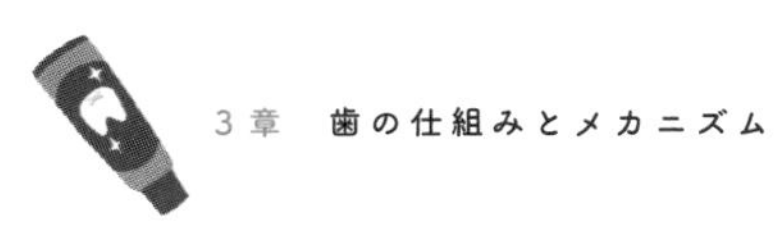


## 虫歯菌を遠ざけ、歯を強くする食事を

そして、虫歯の原因となる虫歯菌については、大人の唾液から子どもの口に侵入するという話を聞いたことがある人も多いでしょう。

近年は、虫歯菌の感染予防のためにスプーンやお箸の共有、口移しなどを控えることの必要性が広く知られるようになってきました。

永久歯が生えそろう12歳頃まで感染を防ぐと、その後も口の中に虫歯菌がまったくいないというケースも見られるのだといいます。

そうしたケースでは、大人になってからもずっと、虫歯菌にむしばまれることなく健やかな歯を保つことができるのだそう。

食事のときなどに気遣いは必要ですが、そのことによって子どもにもたらされるギフトはとても大きなものになると言えるでしょう。

また、**虫歯になりにくくするためには、歯そのものを強くすることも欠かせません。**

詳しくは120ページでご紹介しますが、**カルシウムなどをしっかりと摂取し、たくましい歯をつくりましょう。**

歯も含めて私たちの体は、すべて食べるものからできているのですから。

エナメル質の強さなどには、ある程度は遺伝的な要素も関係しています。

そのため、同じように歯磨きをしていても、虫歯になりやすい子どもとなりにくい子どもがいるというのは事実です。

ただ、どのような歯を持って生まれてきたとしても、歯磨きや食事、生活習慣などによって、その素質を活かすことも無駄にすることもあるというのは明らかです。

持ち前の歯をできるだけ生かせるよう、子どもも親も、歯についての知識を備えておきたいですね。

## 歯のものしりクイズ ②

**Q 乳歯が生えるための準備は、いつはじまるのでしょうか？**

1. **お母さんのおなかの中にいるとき**
2. **生まれたとき**
3. **乳歯が生える1カ月くらい前**

答えは、1のお母さんのおなかの中にいるときです。

乳歯のもととなる歯胚（しはい）は、お母さんのおなかの中にいるときから少しずつつくられています。

歯が生えてくるのは、生まれて6カ月ほど経ってから。

でも、実はそのずっと前から準備がはじまっていたのですね。

4章

# 子どものための歯磨きテクニック

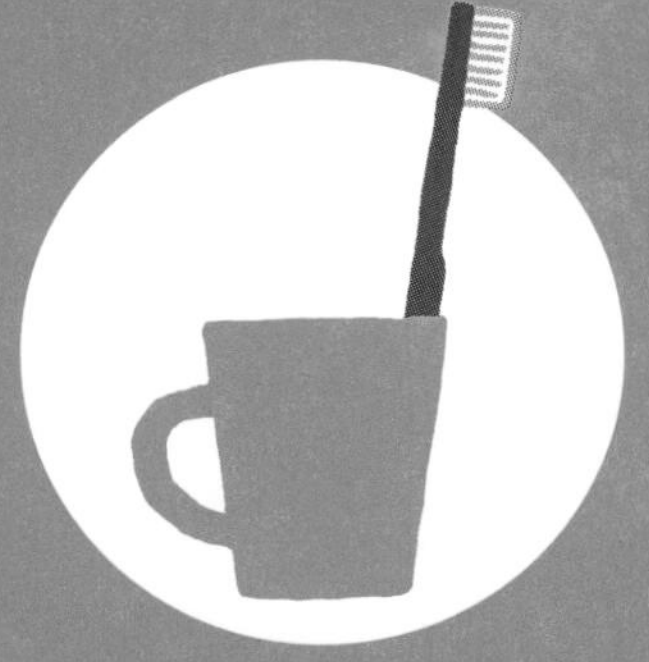

# 磨きやすく、気分が高まる歯ブラシを選ぶ

では、ここからはいよいよ、具体的な歯磨きの方法をお伝えしましょう。

まずは、歯ブラシをはじめとするグッズの選び方から。

子どもの口は大人と比べて小さいので、歯ブラシのパッケージにある年齢表記を目安にして、口の大きさに合ったものを使ってください。

ブラシの幅が、人さし指と中指をそろえた幅と同じくらいのものが使いやすいと思います。

毛のかたさはお好みで構いませんが、毛先が細くなっているものがおすすめです。

歯と歯のすき間など、細かい部分にも毛先が入り込んで、

食べかすやプラークをかき出すことができます。

そして、歯ブラシにはもちろん機能性が求められますが、それだけではなく、気持ちが満たされるものという基準も重視してはどうでしょう。

たとえば、好きなキャラクターのイラストが描かれたものや、持ち手の色や形がお気に入りのもの。

そうした歯ブラシを子どもが見つけてきたら、少しぐらい磨きにくそうだと思っても選ばせてあげてください。

そうすればきっと、歯磨きの時間が楽しみになって、習慣づけしやすくなるはずです。

**少しでも子どもが楽しめるように、歯ブラシ選びからはじめてみるといいと思います。**

また、歯ブラシは使っている間に毛先が開いてきます。

消耗品ですので、ブラシの開きに気がついたらすぐに交換しましょう。

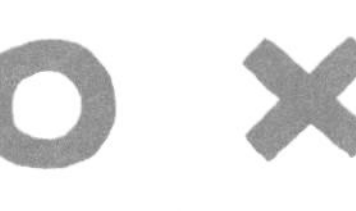

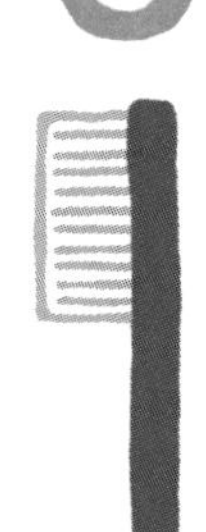

月に1回くらいは、ブラシを上にしてテーブルの上などに置き、毛先が開いていないかチェックするといいですね。

目安としては1カ月に1回、長くても6カ月経つ頃には交換をしてください。

電動歯ブラシが好きな人は、それでも構いません。

手で磨く場合と同じように、歯のすみずみにブラシが届くようにしましょう。

1カ所に30秒ほどブラシをあてたら、次の場所に移動させて30秒。

そんなふうにして少しずつ磨いていきます。

電動とはいえ瞬時に汚れを落とせるわけではありませんから、ブラシを固定させて待つ必要があります。

電動歯ブラシには、さまざまに進化したタイプのものがあります。たとえば、音波歯ブラシや超音波歯ブラシなどです。

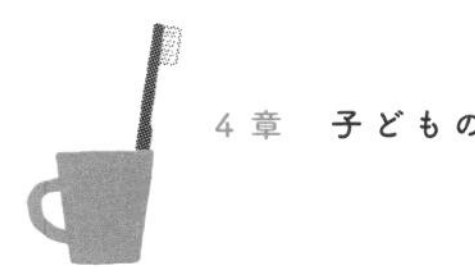



厳密に言うと、電動歯ブラシというのは、あくまでもモーターによって電動させるというレベルのものを指します。

ブルブルと動くので、手を動かして磨くよりも楽ですし、汚れを効率よく落とす効果が期待できます。

そして、音波歯ブラシと超音波歯ブラシというのは、そこからさらに進化をしています。

音波歯ブラシであれば、200～300Hzの音波の振動によって歯を磨きますので、ブラシの先が接していない部分の汚れにもアプローチできます。

さらに、超音波歯ブラシとなれば、160万～200万Hzの振動によって磨くため、電動歯ブラシや音波歯ブラシでは落としきれない細菌までも、きれいに磨くことができます。

**とても効果が高いので、自宅での歯磨きについては、電動歯ブラシなどを取り入れるのもいいでしょう。**

ただ、外出先などでは手で磨かざるを得ない場合も出てくると思います。たとえ電動歯ブラシを使うことにしていても、手できれいに磨けるような技術もしっかりと身につけておきたいものです。

さらに、ぜひ使っていただきたいと思っているのは、歯間ブラシです。糸状のデンタルフロスを使っている人も多いかもしれませんが、歯間ブラシのほうが汚れをかき出しやすいのでおすすめです。

**歯磨きが終わった後、歯間ブラシを使ってケアすると、磨き残しをきれいに取り去ることができますよ**（使い方は110ページ）。

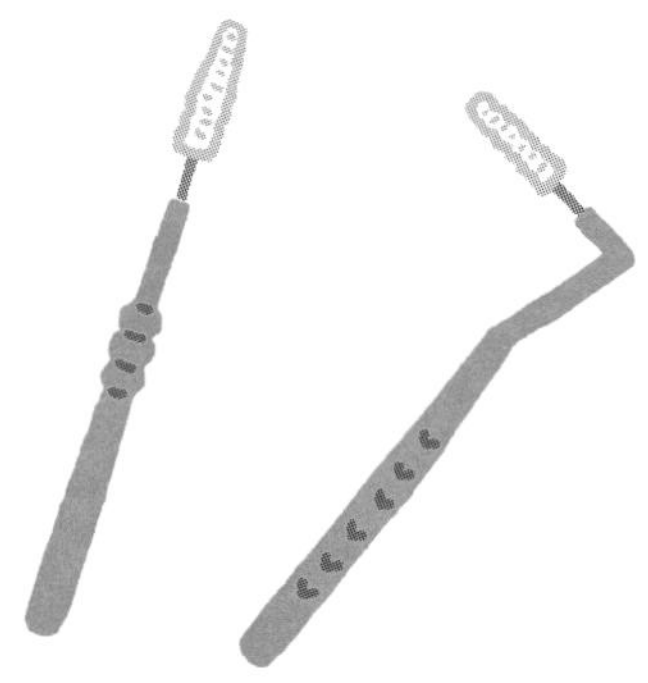

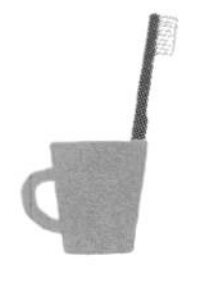



# 歯磨き粉とデンタルリンス

歯を磨くときには、歯磨き粉をつけなければならないと思い込んでいる人も多いようですが、そんなことはありません。

もちろん、歯磨き粉をつければ泡立ちや香りなどによって爽快感がありますし、歯周病や知覚過敏などに有効な成分が含まれているものもあり、目的によっては大きな効果を発揮します。

ただ、**子どもの歯磨きにおいては、歯磨き粉は必ずしも必要なものではありません。唾液が多いので、歯磨き粉なしでも十分にすっきりと磨くことができるからです。**

もちろん、歯磨き粉をつけてもいいのですが、その場合は子ども用のものを選びましょう。

もしくは、成分を確認し、研磨剤（清掃剤）が入っていないものを選ぶといいでしょう。

子どもの歯はやわらかく、特に生えたての永久歯は、研磨剤で削れやすいためです。

また、フッ素入りの歯磨き粉を選ぶのもいいですね。

フッ素には、歯の再石灰化を促す作用があります。

酸によって溶け出したカルシウムやリンなどの成分を歯に戻し、初期虫歯を修復する手助けをしてくれるのです。

さらに、歯のエナメル質を強くして酸に溶けにくくする作用や、虫歯菌の活動を抑えて酸をつくりにくくする作用もあるため、虫歯予防にも役立ちます。

私は、**歯磨き粉のかわりにデンタルリンスを使うこともおすすめしています。**

いろいろな種類のものがありますが、子ども用にはノンアルコールの低刺激タイプを選んでください。

ポンプ式のものが使いやすいのでおすすめです。

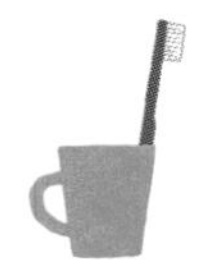



使うのは歯磨き前。

口に入れてぶくぶくと30秒以上ゆすいでから、歯磨きをするのです。

**デンタルリンスは液体なので、ペースト状の歯磨き粉をつけるよりも簡単に、すみずみにまで有効成分を届けることができます。**

夕食後の歯磨き時には、大人はもちろん子どもも、デンタルリンスを使ってみてもいいですね。

## 順番通りに磨いて、磨き残しナシ！

では、ここからは、これらのグッズを使った具体的な歯磨き方法をご紹介していきましょう。

まず、磨くときには、どの歯からどのような順で磨いていくのかを、おおまかでもいいので意識しておくといいですね。

順番を決めておくことで、磨き残しを防ぎやすくなりますから。

どのような順で磨いても特に問題はないのですが、磨きやすいところからはじめれば楽だと思います。

たとえば、右手で歯ブラシを持つ子どもの場合は、左下の歯の外側から。ここが最も歯ブラシを入れやすい場所になるはずです。

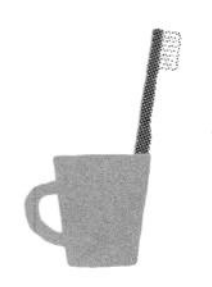



左下の歯の外側を磨いたら、次は右下の歯の外側へ。そのまま右上の歯の外側、左上の歯の外側を磨くとスムーズでしょう。

続いて、噛み合わせ面を磨きます。下の歯の噛み合わせ面、上の歯の噛み合わせ面をブラッシングしたら、最後は歯の内側です。

内側を磨くには、ちょっと技術が必要です。特に前歯を磨くときには、外側に向かってかき出すような動きをしなければなりません。

具体的な磨き方は１０１ページでご紹介しますが、最も難しい部分なので最後に仕上げとして磨くといいですね。

最難関である前歯の内側を磨きあげれば、口をゆすいで終了。

このように磨き順を決めておけば、動きに無駄がなく、また、磨き残しを見落とすこともなく、きれいに仕上げられるようになります。

# コツは、ソフトな力で細かく磨くこと

では続いて、具体的な歯ブラシの使い方をお伝えしましょう。

まずは、歯ブラシの持ち方から。

無意識のうちに、グーで握りしめるように持っている人も多いようですね。

その持ち方でももちろん問題はないのですが、力を調節しにくいのが難点です。

いつの間にか力が入りすぎて、汚れが取れにくかったり、歯肉を傷つけたりすることがあるのです。

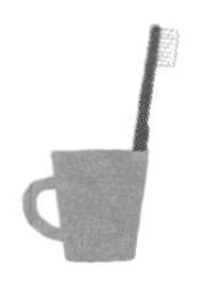



できれば、**鉛筆と同じ持ち方で歯ブラシを手にとりましょう。この持ち方なら、筆圧を加減するように、歯ブラシに込める力を微調整することができます。ブラシを動かす方向を調整するのも楽ですね。**

熱心に歯磨きをしようとするあまり、磨く手に力が込もりすぎてしまうというのは、よくあることです。

しかし、歯磨きのときブラシにかける圧は強すぎないほうがいいんです。

右ページのイラストのように、歯ブラシの毛先を手の甲にあて、歯磨きをするときの強さでこすってみてください。

毛先が開くようなら、力の入れすぎです。

こすっても毛先が開かないくらい、ソフトな力が理想的。その力加減を手に覚えさせて、歯磨きのときに再現しましょう。

強い力でゴシゴシと磨かなければ汚れが取れないと思い込んでいる人も多いので

すが、それは間違いです。

やさしく丁寧に、そして確実に磨いたほうが、歯の汚れをきれいに落とすことができるんですよ。

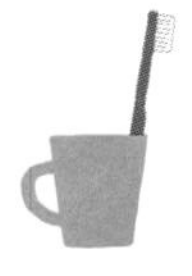



# 歯ブラシの毛先は3つのパーツを駆使して

歯磨きの方法を指導するときには、歯ブラシの毛の部分を3つのパーツに分けて、磨き方を説明します。

ヘッドを上にして歯ブラシを立てたとき、上部のことを「つまさき」、左右のサイドを「わき」、下部のことを「かかと」と呼び、これらを目的に応じて使い分けるのです。

歯磨きのときのブラッシングは、大人は無意識にやっているかもしれませんが、初心者である子どもにとっては未知の世界。

歯ブラシの効果的な使い方を教えてあげましょう。

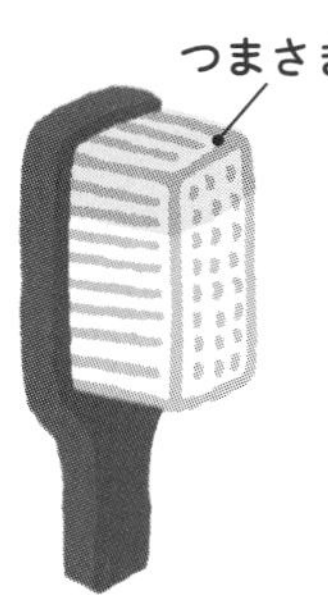


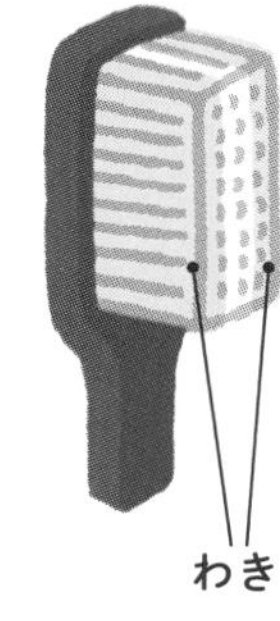


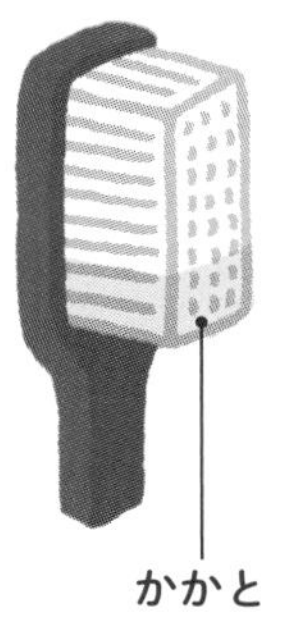

まず、奥歯を磨くときに活躍するのは「つまさき」。歯ブラシが入りにくい部分なので、歯ブラシを立て気味にして入れ、つまさきでかき出すようにします。

**特に6歳臼歯は、一番奥にあって届きにくいので注意深く磨きましょう。**

生えはじめは背も低いので、なおさら磨きにくいのですが、まずは確実にブラシを歯に触れさせることを意識してください。

歯ブラシは、口の正面から入れるのではなく、横から入れるイメージのほうが磨きやすいと思います。

**歯ブラシのつまさきが届いたら、できるだけ小刻みに動かします。**

このとき、噛み合わせ面だけではなく、側面もしっかりと磨いてください。

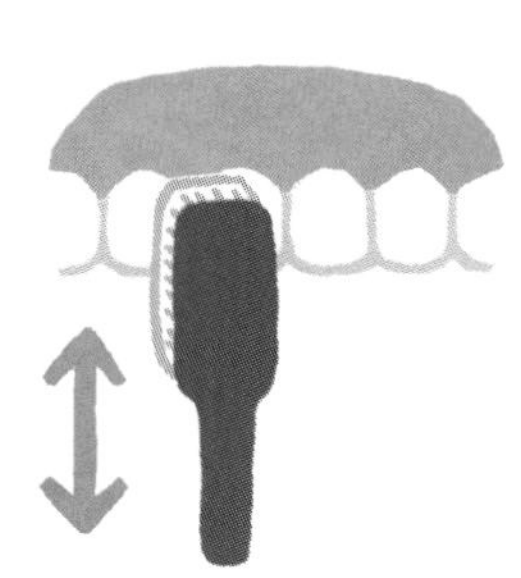

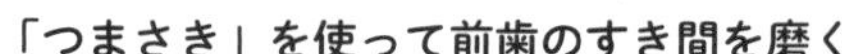
「つまさき」を使って前歯のすき間を磨く

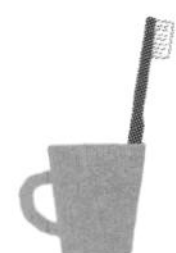



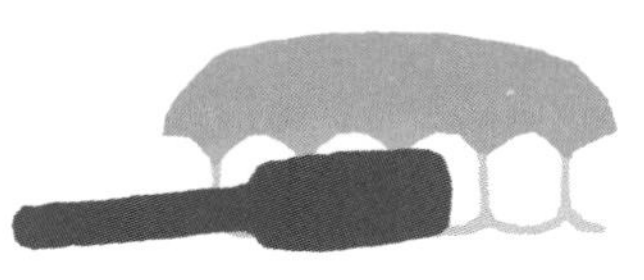

毛先全体で磨く

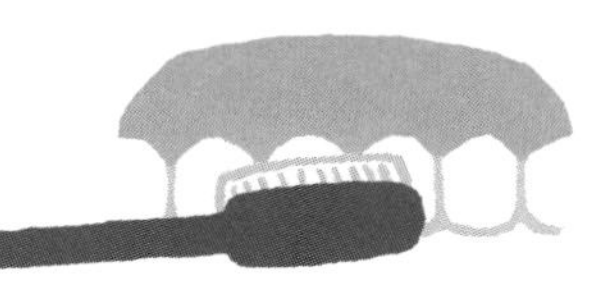

「わき」を使って
歯の側面を磨く

とりわけ虫歯になりやすい歯なので、意識的に歯磨きすることをおすすめします。

また、「つまさき」は、前歯のすき間を磨くときにも役に立ちます。

前歯の横に「つまさき」をあて、上下に細かく動かすことで、歯の間にある汚れをかき出すことができるのです。

「つまさき」に続いて、「わき」の使い方もご紹介しましょう。

歯の側面は、「わき」を使えばきれいに磨けます。

このとき、「わき」だけではなく毛先全体を歯にあてても磨くことができますが、歯と歯肉の間などをより重点的に磨きたいときには、歯ブラシに少し角度をつけて「わき」を活用するといいでしょう。

## 前歯の裏側の磨き方

「かかと」を
使って磨く

「つまさき」を
使って磨く

最後にご紹介する「かかと」は「つまさき」と同様に、ポイントの汚れをかき出すのが得意です。

前歯の裏側を磨くときなどに、毛先を歯にしっかりとフィットさせて細かく動かしましょう。

「かかと」と「つまさき」は同じように使うことができますので、歯の位置や形状に合わせて、活用しやすいほうを選ぶといいでしょう。

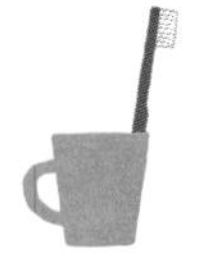



## 磨き残しが多発する要注意ポイント

歯と歯の間や、歯と歯肉の境目、奥歯の噛み合わせ部分などは、特に毛先が届きにくく、磨き残しやすくなります。

歯ブラシの３つのパーツをうまく使って、すみずみまできれいに汚れを取りのぞけるよう工夫してみてください。

歯が生えかわる小学生の頃は、歯の背丈がそろわずでこぼこしています。

そのため、ブラシが届きにくく磨きにくい歯が続出します。

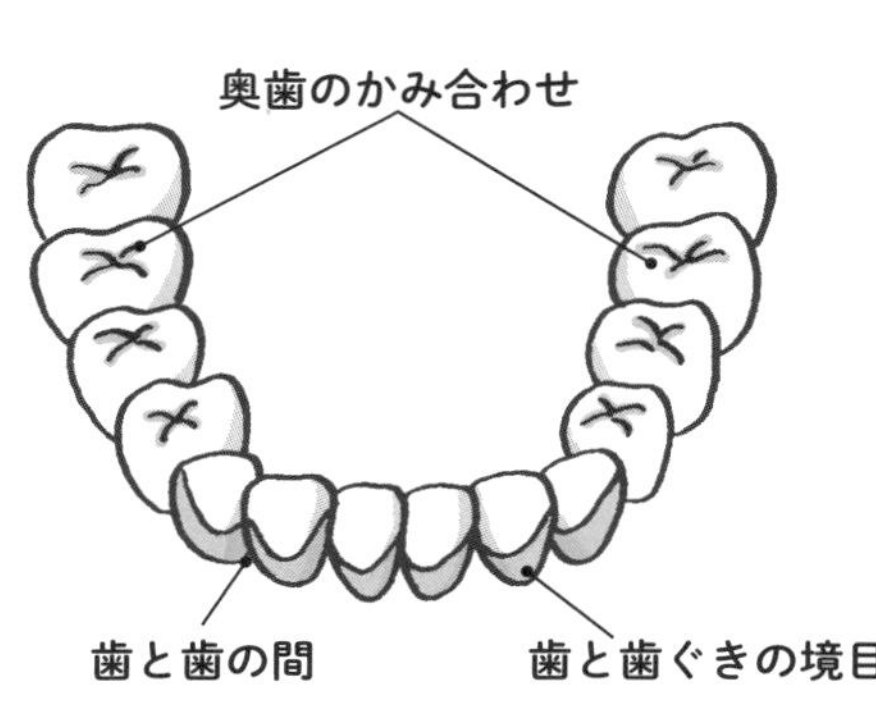

こまめに口の中を鏡でチェックして、効果的な磨き方ができているのかどうかを確認できるといいですね。

磨き方のマニュアルにとらわれすぎず、そのときどきの歯の状況に合わせて試行錯誤してもらえればと思います。

## 歯並びがでこぼこしている部分の磨き方

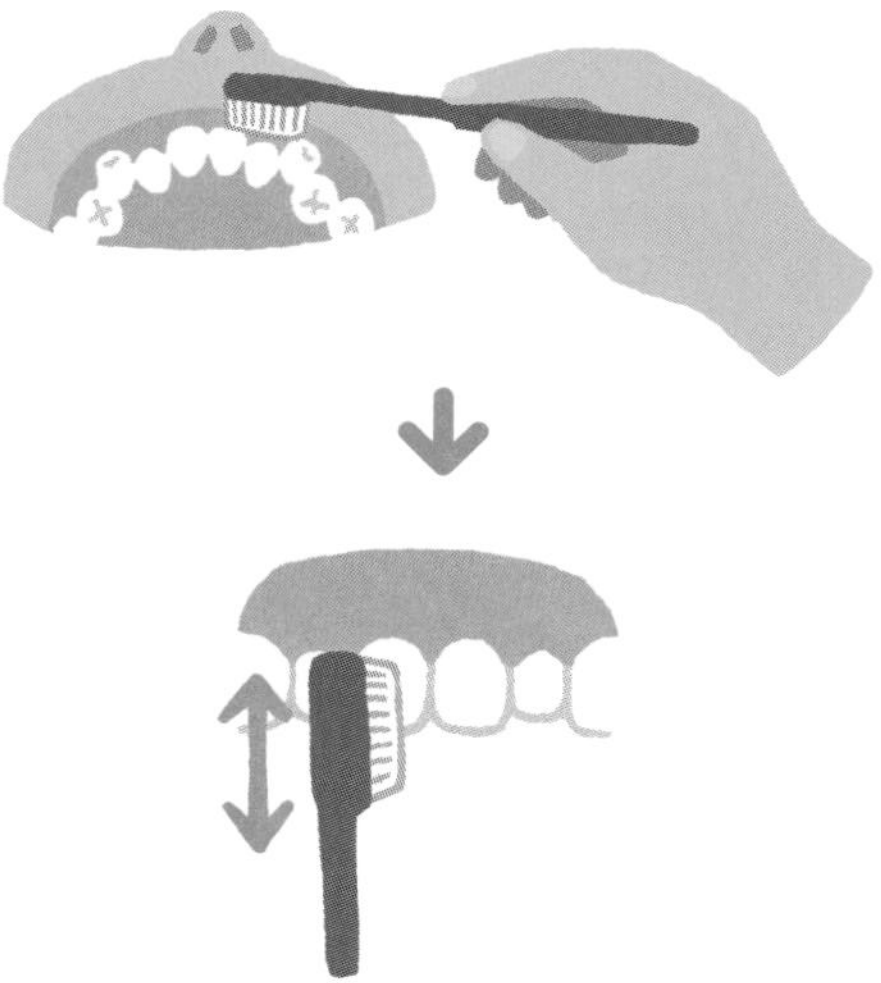

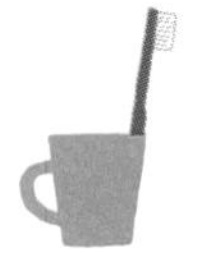



# 特に虫歯になりやすい6歳臼歯の磨き方

永久歯のトップバッターとして、一番奥にひっそりと生えてくる6歳臼歯。

この歯は、特に磨きにくいため、虫歯になりやすいということを1年生の歯のページでお伝えしました。

では、具体的にどのように磨けばいいのかをご説明しましょう。

一番のポイントは、外側・内側・噛み合わせ面に分けて、細かくパーツごとに磨くことです。

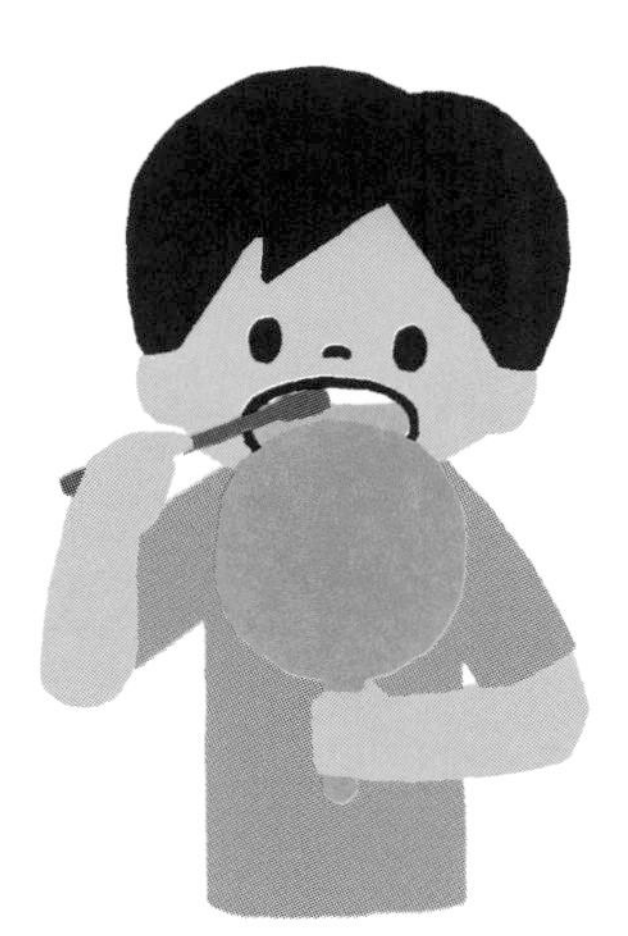

鏡で確認しながら磨こう！

上の歯の場合、口をあまり大きく開けすぎないようにして、歯ブラシの先端を奥まで入れると磨きやすくなります。

下の歯の場合は、頬の力を抜いて口を開けるといいですよ。

歯の後ろ側も忘れずに、しっかりと磨きましょう。

また、内側を磨くときと、噛み合わせ面を磨くときには、大きく口を開けてください。

歯ブラシの毛先が歯にしっかりとフィットする様子を、鏡で確認しながら磨けると理想的ですね。

面倒に感じられるかもしれませんが、こうした丁寧な歯磨きが、虫歯になりやすさナンバーワンである大切な6歳臼歯を守ることにつながるのです。

ちなみに、**特に注意が必要なのは、6歳臼歯がまだ生えきっていないときです。**

**ただでさえ磨きにくい6歳臼歯ですが、生えかけのときには背が低く、さらに歯ブラシが届きにくくなります。**

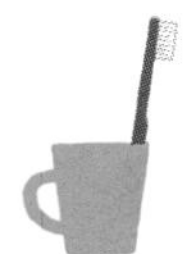



この時期の**コツとしては、歯ブラシを口の横から入れること。**

そうすることで、歯ブラシの毛先が歯の面にあたりやすくなるので、きれいに磨けるはずですよ。

## 歯間ブラシですき間汚れを撲滅

歯ブラシを使って歯磨きをした後は、歯間ブラシでケアをするのが理想的です。低学年のうちは使いこなすのが難しいかもしれませんが、手先が器用になる6年生までには、使い方を教えてあげたいですね。

歯間ブラシには、ブラシと柄が一直線になったものや、ブラシの部分だけが折れ曲がったものなどがあります。どちらを使っても構いませんが、**一直線状のものが操作しやすいように思います。**サイズもいろいろとありますが、**小学生ならSSサイズの歯間ブラシを選ぶといいですね。**

使い方は簡単。

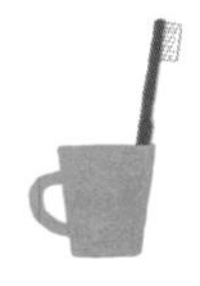


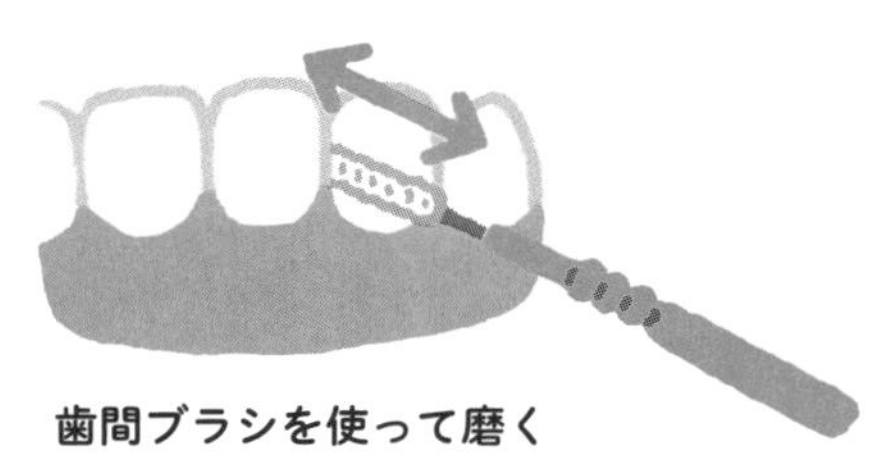

歯間ブラシを使って磨く

歯と歯のすき間にブラシ部分を差し込み、前後に動かすだけです。

汚れの状況によっては、まずは歯の根元あたりに差し込み、少しずつ上にずらしながら動かしてもいいと思います。

ただ、汚れがたまりやすいのは根元あたりなので、その部分だけケアすれば十分だということが多いですね。

もちろん、**歯ブラシで磨くだけできれいになる場合もありますが、必要に応じて歯間ブラシなどの道具を使えばいいということを、子どもたちにも知っておいてもらえたらと思います。**

## 磨き残しをフォローする仕上げ磨き

さて、続いては仕上げ磨きについてご説明しましょう。

まだ幼い子どもは、一人では十分に歯磨きをすることができません。

できるだけ自分の手で磨くようにし、その後は仕上げ磨きをして磨き残しをつくらないようにしましょう。

仕上げ磨きを卒業するタイミングは人によってそれぞれです。

小学1年生頃までというのがひとつの目安ではあ

仕上げ磨き
専用の歯ブラシは
柄が細くて長い

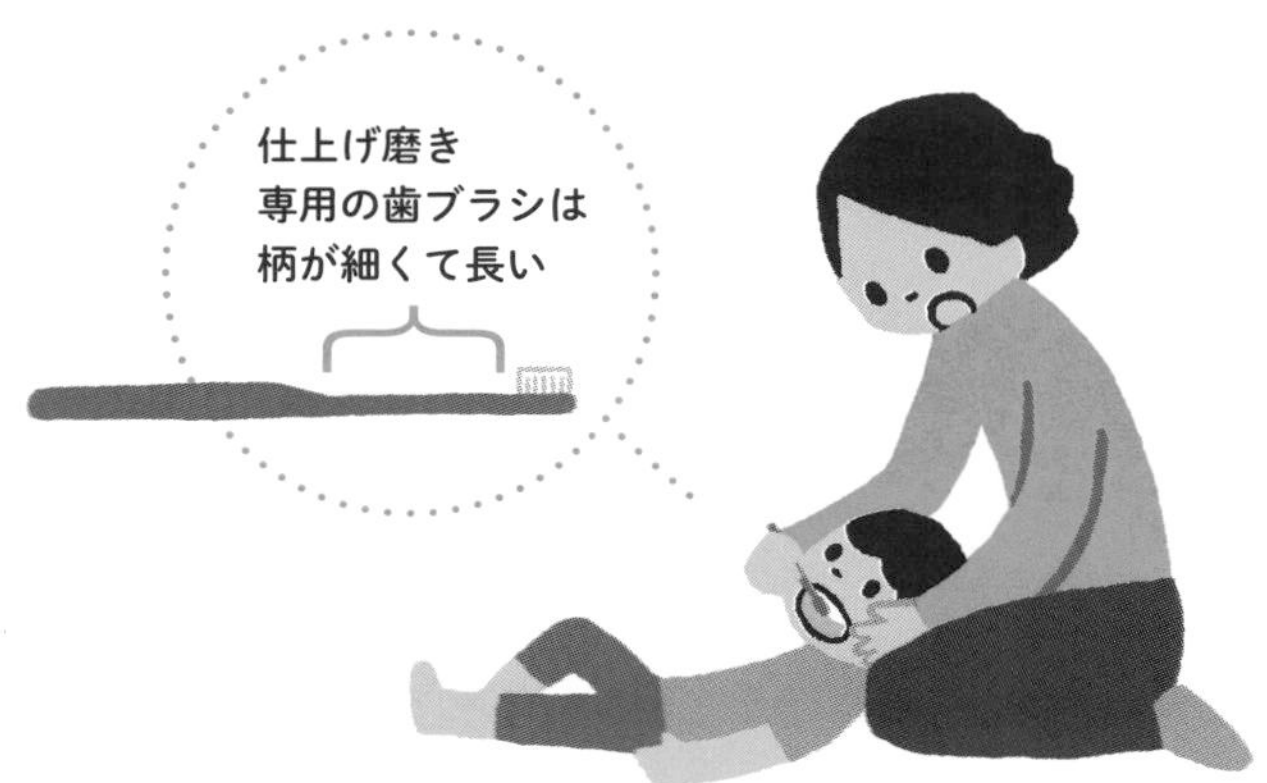

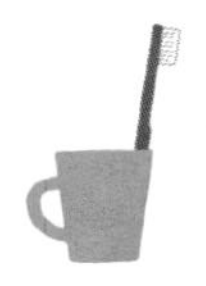



りますが、仕上げ磨きをしながら親が「もう大丈夫だな」と安心できるまで、続けられるといいですね。

**仕上げ磨きのときに、うまく磨けているところやもう少し磨く必要があるところなどを子どもに伝え、ほめたりアドバイスをしたりすることで、子どもの歯磨きスキルは高まっていくはずです。**

仕上げ磨きをするときは、膝枕をして子どもを寝かせ、口の中がよく見えるようにしましょう。

自分で歯磨きをするときと同様に、どのような順で磨いていくのかを決めておくと磨き残しを防ぎやすくなります。

１０５ページでご紹介した磨き残しをしやすい場所については、特に注意深くチェックしてください。

磨くときには、細かく歯ブラシを動かしてソフトな力で。

強い力で磨かなくても十分に汚れは取れますから、歯肉を傷つけたり、子どもに不快感を与えたりしないよう、やさしく磨いてくださいね。

また、**仕上げ磨きのときには、専用の歯ブラシを使うことをおすすめします。**

子どもの口に合わせてブラシの部分が小さくなっており、それでいて柄の部分はしっかりと長いので、大人が持って操作しやすいのです。

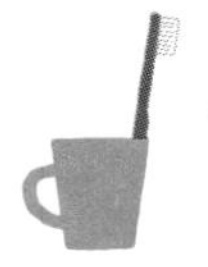



# 仕上げ磨きは親子の触れ合いの時間

私は、仕上げ磨きをとても重要視しています。

虫歯を防ぐために必要というのが一番の理由ではありますが、実は仕上げ磨きには、ほかにも大切な役割があると考えているからです。

さて、いったいなんでしょうか。

それは、「親子間の親密なコミュニケーション」という役割です。

小学生にもなれば、もう赤ちゃんではありませんし、幼児でもありません。

しかし、小学校に入ったとたんに自立できるわけではありませんよね。特に1年生のうちは、言うまでもなくまだまだ幼さが残っています。

新しく飛び込んだばかりの小学校という世界。

そこでがんばっている子どもたちは、家庭の中で優しく受け止められることを望んでいるのではないでしょうか。

ふれあいを通して安らぎを感じたい。今日のできごとを聞いてもらいたい。優しくケアしてもらいたい。

そんなふうに思っているのではないでしょうか。

だから私は、仕上げ磨きのときに限らず、できるだけ子どもの心身に寄り添ってほしいと考えています。

子どもの話に耳を傾け、その表情に温かな眼差しを向けて、ふれあってほしいのです。

仕事や家事で忙しく、なかなかその余裕が持てないというご家庭もあるかもしれません。

そういう場合はせめて、**毎日の仕上げ磨きのひととき、子どもに集中して寄り添うようにしてみてください。**

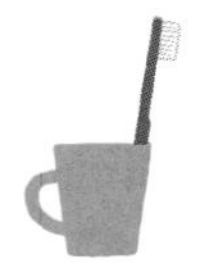



時間にすれば、ほんの数分。

その数分を、仕上げ磨きの時間であり、親子のだんらんの時間であると考えてみるのです。

親の膝の上で仕上げ磨きをされながら、子どもはきっと、心も満たされていくのではないでしょうか。


こうして歯をきれいにしたら、口に水を含んでぶくぶくとゆすいで、落とした汚れを洗い流しましょう。

その後にぜひ行ってほしいのは、**きちんと磨けているかどうかをセルフチェックすること。**

**歯の表面に舌をはわせ、ヌルヌルしているところやザラザラしているところがないか確かめさせてください。**

**歯の表側も裏側もひととおり舌でチェックして、全体的にツルツルした感触になっていたなら歯磨き終了です。**

もしもヌルヌルやザラザラを見つけた場合は、もう一度歯ブラシを持って、その場所を重点的に磨きましょう。
こうして、磨き残しのないきれいな歯を手に入れることができるのです。

5章

# 健康な歯のための生活習慣

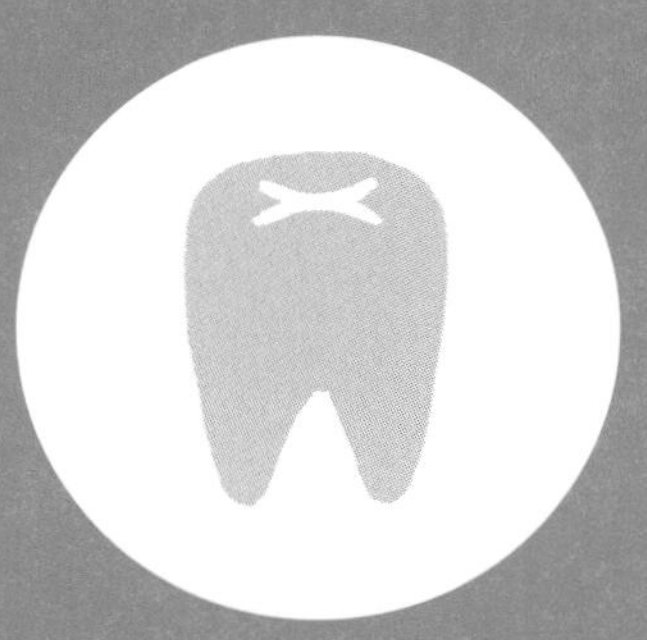

# 丈夫な歯をつくるための栄養素

健康な歯を育むためには、歯磨きはもちろん大切ですが、生活習慣を整えることにも意識を向ける必要があります。

まずは、食事。

私たちの体は、食べたものでできています。

特に、発育過程にある子どもの体にとって、食事が大切であることは言うまでもありません。

永久歯が形成される小学生のときにとっていた食事は、少なからず歯の質に影響を及ぼします。

では、歯をつくるためにはどのような栄養素が必要なのでしょうか。

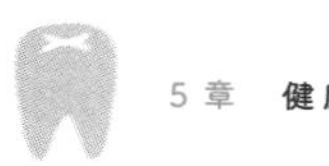



歯の表面は、主にカルシウムでできています。そして、その土台はタンパク質でできています。

とはいえ、カルシウムとタンパク質だけをとっていても、十分とはいえません。これらが効率よく働けるようにするためには、ビタミンA、C、Dが必要なのです。ビタミンAにはエナメル質の状態を良くする働き、ビタミンCにはエナメル質の下にある象牙質の状態を良くする働き、そして、ビタミンDにはカルシウムの作用を助ける働きがあります。

さらに、リンは歯の発育に不可欠な成分であり、カルシウムと一緒になって歯の石灰化を助ける働きがあります。**初期虫歯を修復したり、虫歯になりにくい状態を保ったりするためには、カルシウムと合わせてリンも必要なのです。**

また、**歯のエナメル質を強化して虫歯を予防するためには、フッ素を取り入れることも効果的です。**

健康な歯をつくるためには、これらの栄養素を十分にとり入れることが求められます。

下の表の食材リストを参考にして、日々の食事の中で意識的に、歯に良い栄養素をとり入れてみてください。

## 健康な歯を育てるために必要な栄養素

| 栄養素 | 多く含まれる食品 |
|---|---|
| **カルシウム・リン** | ヨーグルト、チーズ、高野豆腐、ちりめんじゃこ、ひじきなど |
| **ビタミンD** | 鮭、さんま、かれい、干ししいたけ、しめじなど |
| **ビタミンA** | レバー、うなぎ、ほうれん草、かぼちゃ、しそなど |
| **ビタミンC** | ブロッコリー、小松菜、ピーマン、じゃがいも、みかんなど |
| **タンパク質** | 乳製品、大豆製品、卵、肉、魚など |
| **フッ素** | めざし、桜エビ、わかめ、海苔、緑茶、紅茶など |

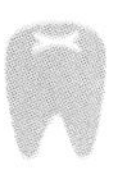



## 規則正しい生活が虫歯を遠ざける

そのほか、**生活リズムを整えることも、健やかな歯をつくるうえで大きなポイントとなります。**

歯とは一見関係がないようにも思えますが、早寝早起きはとても大切です。

夜ふかししているせいで起床が遅くなり、大慌てで身支度をしてバタバタと登校してくる子どももいます。

それではやはり、しっかりと朝食を食べてきちんと歯磨きをするというのは難しいでしょう。

**時間にゆとりを持って朝の歯磨きを習慣づけられるよう、早めに就寝したいものです。**

また、夕食はできるだけ早めに終えて、就寝前の2時間くらいは何も食べないようにするのが理想的です。

これは、就寝中の口内環境のためでもありますが、胃の負担を軽くして翌朝しっかりと食べられるようにするためでもあります。

食事やおやつの時間は、ご家庭の都合によって変わりますので「何時にするべき」ということはできませんが、規則正しい生活サイクルになるよう時間を決めておきたいものです。

そしてその際、次に食べるまでに1~2時間は間隔をあけることが望ましいでしょう。

理由は、唾液によって歯が再石灰化する時間を確保するため。

**食事をすると口の中が酸性になり、歯のミネラル成分が溶け出して虫歯になりやすい状況をつくります。**

しかしその後、唾液の働きによって、酸性だった口中はアルカリ性へと戻ってい

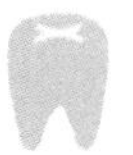



きます。

アルカリ性になると、溶け出したミネラル成分が元に戻る再石灰化が起こり、虫歯を防いでくれるのです。

**唾液の働きによる再石灰化を期待するなら、食事の間隔をあける必要があります。ダラダラと食べ続けていると、口の中はアルカリ性に戻るタイミングを得られません。**

**その結果、うまく再石灰化することができず、酸によって歯の成分が溶け出し続けることに。そして、やがては虫歯になってしまうのです。**

## 歯ごたえあるおやつで顎を鍛える

さてここで、歯にいいおやつについてもご紹介しましょう。

前述したような栄養素を含んでいるものはもちろんおすすめですが、栄養素以外の視点で推奨したいものを挙げてみます。


まずは、歯ごたえがいいもの。

しっかりと噛む経験が減っているせいで顎が小さくなり、乱杭歯になってしまうケースはすでにお伝えしました。

つまり、そうした状況を回避するためには、**おやつ（もちろん食事も）をしっかりと噛んで顎を育てればいい**ということ。


ちなみに私が子どもの頃、主におやつとして食べていたのは、にんじんと煮干し

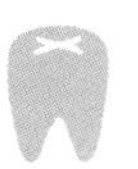



でした。

驚かれるかもしれませんが、にんじんはなんと、丸ごと1本を生のままかじっていました。

もちろん硬いのですが、がんばって歯で噛み砕いて食べていました。煮干しもそのまま、ポリポリと噛んで食べていたことを覚えています。

おそらく父が、しっかりと噛むことで顎を鍛えさせようという意図で、おやつとして与えたのです。

そのおかげもあり、私の顎は頑丈で、歯並びも噛み合わせも申し分ありません。

ただ、だからといって生にんじんと煮干しをおやつとして推奨するつもりはありませんので、ご安心ください。

ここまで硬いものを選ぶ必要はありませんが、できるだけ歯ごたえがあるものを選ぶという程度で十分です。

たとえば、プリンやゼリーばかりを食べるのではなく、おせんべいやりんごなどをかじって食べられるようにしてもいいでしょう。

# キシリトールガムで虫歯予防

また、**虫歯予防という観点では、キシリトールガムも効果的です。**

**キシリトールとは、虫歯の原因となる酸をつくらない甘味料の一種。シラカバやカシなどの樹木からつくられています。**

ガムを噛めば、まず、唾液の分泌がよくなります。

さらに、キシリトールの成分が唾液の働きを助け、歯の再石灰化作用が増強されます。

こうして、虫歯になりにくい歯がつくられるのです。

甘いおやつを求める子どもにはもの足りないかもしれませんが、スーッと清涼感があって心地よく、しかも虫歯予防になるので、子どもに与えてもいいかもしれま

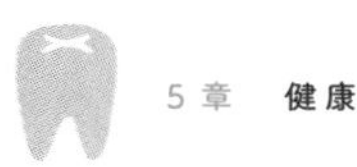



せん。

学校の給食後などにキシリトールガムを噛ませることをすすめる専門家もいるほどですから、その効果はお墨付きです。

ただ、キシリトールガムを噛めば歯磨きをしなくてもいいのかといえば、そういうことではありません。

歯と歯の間や表面に付着した汚れは、歯ブラシなどで除去しなければそのままになり、虫歯の原因となってしまいます。

あくまでも、歯磨き習慣にプラスすることで、歯をよりよくするというイメージで使用してください。

ひとつ提案できるとすれば、非常持ち出し袋の中にキシリトールガムを入れておくこと。

災害時など、状況によっては水が貴重品となります。

飲む水にも困るようなときに、歯磨きのために水を使うことは難しいでしょう。

とはいえ、何日も歯磨きせずにいれば虫歯になってしまいます。

そんなときにキシリトールガムがあれば、水を使わずして歯のケアができるのです。

ガムがない場合は、ハンカチやガーゼで歯をこすってきれいにしてくださいね。

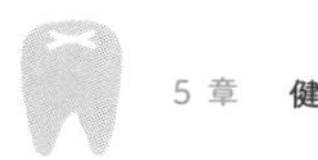


# 虫歯になりやすい要注意おやつ

さて、おすすめのおやつに加え、注意が必要なおやつについてもご説明しておきましょう。

**虫歯になりやすいおやつとは、どのようなものでしょうか。**

**まずは、糖分を多く含み、口の中に長くとどまるもの。**

**たとえば、キャラメルやキャンディー、ガムなどですね。**

食べているうちに口の中が酸性になって歯のミネラル分を溶かし、しかも、再石灰化する隙を与えないので、虫歯のリスクが高くなります。

**そのほかにも、糖分が多くて、食べかすが歯に残りやすいおやつにも要注意です。**

スナック菓子やケーキ、クッキーなどは、食べているうちに細かく砕かれて歯のすき間や表面にこびりつきます。

そのまま放置していると、酸性化が進んで虫歯へと一直線です。

**スポーツドリンクなど糖分が多い飲み物も、歯の表面にまとわりついて虫歯につながるので、飲みすぎないように気をつけたほうがいいでしょう。**

もっとも、おやつを食べた後、きれいに歯磨きができるなら、そこまで心配しなくてもいいのかもしれません。

歯磨きができない場合はせめて、口をゆすいだり、キシリトールガムを噛んだりしてケアできるといいですね。

## 歯のものしりクイズ③

Q 唾液は、１日にどれくらいの量が出ているのでしょうか？

1. 500mℓ
2. 1ℓ
3. 1.8ℓ

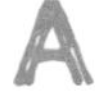

答えは、３の1.8ℓです（※大人の場合）。これは１日に作られる尿の量と同じです。

２ℓのペットボトルを思い浮かべてください。私たちの口の中では、毎日およそそれくらいの量の唾液がつくり出されているというのですから驚きですね。

唾液には、虫歯を防ぐ役割があります（詳しくは81ページ）。

たくさんの唾液が口の中を潤すことで、大切な歯を守ってくれているのです。

6章

# 子どもが歯磨きを好きになるために

## 自主的な歯磨き習慣のために

子どもの歯磨きは、具体的なテクニックさえ習得すればうまくいく、という単純なものではありません。

だからこそ**私が重視するのは、子ども自身が歯磨きの重要性を実感すること。**そうすれば、自らきちんと磨こうと思うようになるはずですし、どのように磨けばいいのかを考えるようになるはずです。

子どもの生活全般におけることではありますが、もちろん歯磨きにおいても、自主性を育むことが重要ではないかと思うのです。

親がどれだけ「歯磨きしなさい！」と怒っても、子どもに響かないのは、その重要性がわかっていないから。

78ページでご紹介した、バイキンちゃんのお話をしてあげてください。そして、お酢の中に乳歯を入れて、溶ける様子を観察してみてください。

または、プラークテスター（歯垢染色剤）を使って、磨き残しをチェックしてみてもいいでしょう。

きっと「歯磨きしよう」という気持ちが湧いてくるはずです。

このような体験があればきっと、歯磨きに対するお子さん自身の姿勢が変わってくるのではないでしょうか。

## まずは大人が歯磨きを楽しむこと

また、「歯磨きは大切だ」ということを大人が態度で示すことも、子どもにはとても効果的に働きます。

大人が都合よく歯磨きをさぼっていれば、子どもはそれを見ています。「面倒だなぁ」と思いながらチャチャッと磨いているのなら、子どももまた、歯磨きというのはその程度でいいのだと軽視することでしょう。

大人が大切にしている習慣だからこそ、子どももまた「大切なものなんだ」と腹落ちして、習慣にしようと思うのです。

どれだけ親が「勉強しなさい」と言っても、親が勉強嫌いで学ぶ姿勢を見せなければ、子どもは聞く耳を持ちませんよね。

それと同じです。

私は昔から、保健室の先生という仕事が大好きで、自宅にも、子どもの健康に関する本がたくさんあります。

そうした本に囲まれ、学び続ける姿勢を見てくれていたのでしょうか。

特に何も言わなくても息子は学ぶことが好きになり、とりわけ健康に関心を持つようになりました。

今では、スチューデント・ドクターとして、学びを続けています。

**子どもにとって大切な習慣を身につけてほしいと思うなら、言葉よりも行動で示すことが効くのです。**

私はそのことを、身をもって実感してきました。

子どもの歯磨きを変えたいのなら、まずはあなた自身から。

もしもあなたが、歯磨きに対するネガティブな意識を持っているのなら、何をおいてもそれを払拭するところからはじめる必要があるでしょう。

歯磨きのテクニックは、もちろん必要です。

ただ、それはさておき、まずはあなた自身が、いきいきと歯磨きしている背中を見せることが優先です。

「歯磨きは楽しいなぁ！」

と、ニコニコしながら楽しそうに磨いてみてください。

歯磨きの大切さがわかっていれば、心から楽しんで磨くことができるはずです。

そして、磨き終われば、

「あぁ、スッキリした！」

「歯磨きすると気持ちがいいね！」

と爽快な表情を見せてみましょう。

歯磨きをすれば実際にスッキリしますから、その事実を実感を込めて表現すればいいのです。

そんな大人の姿を目の当たりにすれば、きっと子どもは、

「私も（僕も）磨きたい！」

と思うに違いありません。

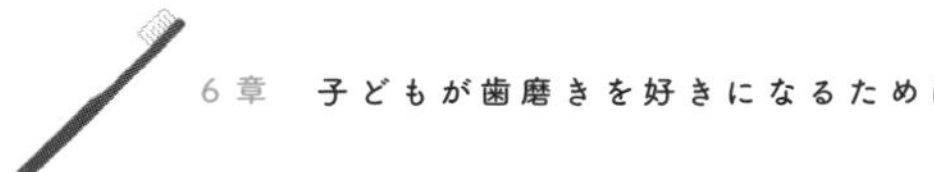


あとは簡単です。
「自分で磨きたい」という意志で動き出した子どもと一緒に、とにかく歯磨きを楽しめばいいのです。
鏡に向かって並び、一緒になってシャカシャカと磨くのもいいでしょう。
キッチンで家事をしている脇で、歯を磨く子どもに目配りしながら声をかけ、見守るのもいいと思います。

そうした時間の中で、

「歯磨きって大切だね」

「歯磨きすると気持ちがいいね」

というポジティブな気持ちを共有するのです。

子どもは、大人に（特に、大好きなママやパパに）話を聞いてもらいたいと思っています。


**仕事や家事などで忙しいかもしれませんが、歯磨きをする数分の間だけでも、子**

どもの心に寄り添い、話に耳を傾けてみてください。
歯磨きタイムを、親子の団らんの時間にするのです。

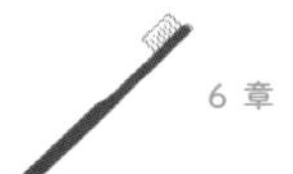



## 「すかさず」「たっぷり」ほめて歯磨き好きな子どもに

そのとき、歯磨きに前向きになれるような言葉がけをすると、さらに効果的です。

歯磨きを嫌がっていた子どもが歯ブラシを持ったなら、すかさず、

「すごいね！」

と、目をキラキラさせて見つめてみましょう。

磨き方が上達しているなと思ったら、すかさず、

「上手になったね！」

と、おおげさなくらい感心してみましょう。

「前歯の裏側がきれいに磨けているね！」

など、具体的なコメントを添えることができれば、子どもはより達成感を持って、明日もがんばろうと思えるようになるでしょう。

コツは、「すかさず、そしてたっぷりとほめる」ということ。

ささやかなことでもいいので、ほめポイントが見つかれば、わかりやすくしっかりとほめるのです。

時間が経てば子どもはその記憶が薄れてしまいますし、手短にほめるだけでは気持ちが伝わりにくいと思います。

**効果的にほめることで、子どもの気持ちはぐっと動きやすくなるものなのです。**

「虫歯になってほしくない」「歯磨き上手になってほしい」と、子どものためを思ってのことだとしても、ダメ出しばかりされては気が滅入ってしまいます。

「嫌だけど仕方がない」と義務感で磨くようでは、楽しくありませんよね。

それよりも、

「自分で上手に歯磨きができる！」

と自信をつけて、自己肯定感を高めながら取り組むほうがうまくいきます。

**歯磨きの大切さや気持ちよさを体感し、それを大人と共有する。**

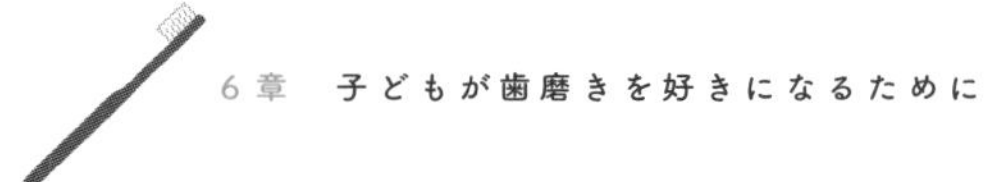


**そのコミュニケーションを通して、きっと子どもは、歯磨きの時間を温かで心地よいものだと感じてくれることでしょう。**

子どもと歯、そして歯磨きとの付き合いは、これから何十年も続いていきます。小学生のときにこうして歯磨きを好きになることができたなら、大人になってからもきっと、無理なく適切な歯磨き習慣を続けていけるのではないでしょうか。

## 歯磨きの重要性を子ども自身が理解する

子どもがこの先ずっと、健康な歯を保てるようになってほしい。

そのためには、どうすればいいのでしょうか。


まず、子どもが受け身のままでは限界があります。

子どもはいずれ、親から離れていきます。

いつまでも親が付きっきりで「歯磨きしなさい」と促し、口の中をのぞき込んでいるわけにはいきません。


それは、トイレと同じです。

親がいつまでもオムツをかえているわけにはいきませんから、トイレトレーニングをして、ひとりでトイレに行けるようになる必要があります。

ただ、歯磨きの場合はトイレとは異なり、その必然性が直ちには見えにくいという難点があります。

少しくらい歯磨きをさぼったからといって、必ず虫歯になるわけではありませんから。

しかし、だからこそ、きちんと理解して身につけておく必要があるのです。

当然ながら、親から離れてもなお、適切な歯のケアを続けるという意思を持っていなければ、その先の人生において健康な歯を保つことはできません。

「親に言われたから」という義務感や、ほめてもらえるうれしさだけで歯磨きをしているようでは、その場しのぎにしかなりませんからね。

**歯をケアすることの気持ちよさや、健康な歯を保つことの大切さを、子どもの心の土台にきちんと刻み込むことができるかどうか。**

**それこそが、子どもの歯の将来を決めると言っても過言ではありません。**

親の手が離れても、子ども自身のやり方で歯を守っていけるように。
小学生のうちに、親が一緒になって、歯をケアすることへのポジティブな印象を持てるようになってほしいのです。

138ページでは、まずは親が楽しそうに磨く姿勢を見せるということをおすすめしました。

私はこれが、最も効果的な歯磨き指導になると思っています。

子どもは、大好きな大人が楽しそうに取り組んでいることを、きっと楽しいことなんだろう、価値があることなんだろうと感じるものですから。

**まずは親であるあなた自身が、楽しそうに、そして、しっかりと歯磨きをしている様子を見せましょう。**

**歯磨きは大切なんだということを、あなたの習慣をもって示すのです。**

そのときに、子どもの関心をひくような見せ方を工夫してみるのもいいですね。

どんなふうに磨いているのか、あなたの手元や口元を詳細に見せてもいいでしょう。

また、一緒に磨いた後で子どもに鏡を持たせ、同じように磨けているかどうかを見守ってもいいでしょう。

そして、歯磨きをしたからお口の中がスッキリして気持ちがいいという感覚を、言葉にして共有しましょう。

ちゃんと歯磨きをしているからずっと虫歯になっていないということを説明するのも、とても説得力がありますね。

歯磨きせずに虫歯になったせいで好きなものを食べられなかったことや、歯医者さんで痛い思いをしたことがあるなら、そうした経験をシェアしてもいいと思います。

ともに歯磨きをする中で感覚や経験を共有することで、歯磨きへのポジティブな気持ちを持ってもらえるのではないでしょうか。

## 歯に関心を持たせるための工夫

そのほかにも、歯や歯磨きに対して関心づけをする方法はいろいろとあります。虫歯になるメカニズムを説明し、お酢によって乳歯が溶ける様子を観察するのもひとつの方法です。

本物に触れる体験は、子どもの好奇心を刺激します。

私は以前、博物館から草食動物やサメなどの歯をお借りして学校に運び、子どもたちに見せたことがあります。

草食動物は、たくさんの草をすりつぶすために、たいらな形をした臼歯が発達しています。

また、草を噛み切るために前歯も鋭くなっています。

しかし、肉などの硬いものを噛みちぎる必要はないので、とがった形の犬歯はあまり発達していません。

また、サメの歯はすべて三角形をしていて、縁がギザギザになっています。

しかも、そうした歯が何列も並んでおり、硬いものを噛んで歯が傷めばぼろぼろと抜け落ちて、次の列の歯が新しく出てくるのです。

人間の歯は一度生えかわるだけですが、サメの歯はこうして何度も生えかわります。

そのため、人間の歯のように根はなく、抜けやすいよう歯肉の浅い場所にくっついているのです。

こうした歯について、本物を目にして考える機会を設けてみたところ、子どもたちは興味津々。

自分たちの歯についても自然と感心が湧いてきて、歯の大切さを意識するようになりました。

ご家庭でこのような経験をするのは難しいかもしれませんが、ときには博物館を訪れてみたり、身近な生き物の歯を観察したりする機会を持ってみてもいいかもしれません。

写真や絵を見ながら説明するだけでもきっと、子どもたちの心を刺激するのではないかと思います。

## ゲーム感覚で歯磨きを楽しむ

また、歯磨きの完成度をあげるべく関心を高めるには、プラークテスターを使ってみるのもおすすめです。

プラークテスターとは、プラークを赤く染めだす歯垢染色剤のことです。

小学生の頃、学校の歯磨き指導の一環で使ってみたことがあるという方も多いのではないでしょうか。

小学校で主に使われている錠剤タイプのほか、綿棒を使って歯に塗布する綿棒タイプや、液体を口に入れてゆすぐリキッドタイプなどもあり、いずれもドラッグストアやネットショップなどで比較的安価で購入できます。

**子どもの歯磨き意欲が落ちてきたと思ったら、一度、プラークテスターを使ってみるといいでしょう。**

**磨き残しが赤く染まった様子を目にすれば、自分の歯磨きにおける課題も一目瞭然になりますし、なによりワクワクした気持ちになって歯磨きに前向きになれることでしょう。**

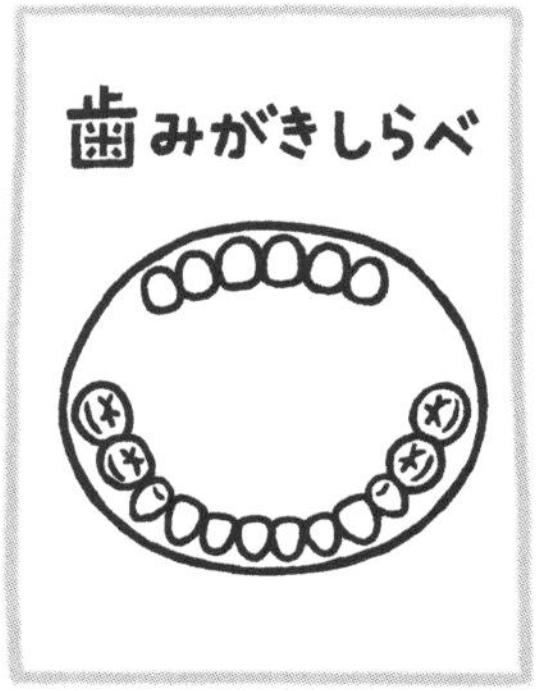

使うときには、まず、いつも通りに歯磨きをしてから、プラークテスターを使用してみましょう。

その後、赤く染まったところをすぐに磨いてしまうのではなく、記録しておくことをおすすめします。

歯みがきしらべ

上のイラストのような用紙を用意しておき、鏡を見ながら観察して赤く色塗りをするのです。その過程もきっと、子どもの心を楽しませることでしょう。

こうして完成した記入用紙には、今後の歯磨きの課題がしっかりと示されています。

次に歯磨きをするときには、用紙に赤く色塗りされた部分に特に注意しながら丁寧に磨けばいいのです。

そうするうちに歯磨きの腕が上がったと思ったら、再びプラークテスターを使ってチェックしてみてください。

そのときにももちろん用紙を使って、赤く染まった部分を鏡で見ながら色塗りすることを忘れずに。

前回の色塗りと比べることで、歯磨きがどれだけ上達したのかを一目で実感することができます。

新たな課題も意識することができますし、可視化することで、子どもの歯磨き意欲が高まります。

プラークテスターをご家庭に備えておき、定期的にチェックしてみるのもいいかもしれませんね。

また、歯磨きをしたらカレンダーにシールを貼る、スタンプを押す、塗り絵をす

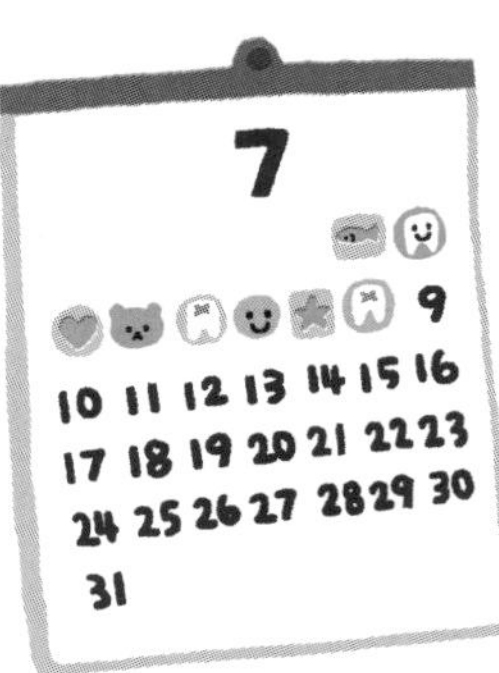


るなどのアクションを通して、子どもの達成感を高めながら歯磨き習慣を身につけるというのも一つの方法です。

大人から見ればささやかなことではありますが、こうすることで多くの子どもは「次もがんばろう」とやる気に火をつけることができます。

シールや塗り絵がたくさんたまれば、「これだけ成し遂げたんだ」という自信にもなります。

そうした子どもたちの様子を見守り、ほめたり認めたりする時間を大切にしましょう。

その経験がきっと、子どもたちの中で、歯磨きに対する前向きな思いとなることでしょう。

また、歯磨きをしたらその都度、

「磨いてみてどうだった？」

と、感想を聞いてみるのもおすすめです。

「気持ちいい」「スッキリした」

と、言語化することで、歯磨きをすることのメリットを体感できるようになることでしょう。

## 歯磨きを嫌がる子どもにすべきこと

こうしていろいろと試してみても、やはり歯磨きをしたくない子どももいるものです。

そんなとき私がおすすめするのは、まずはしっかりと承認すること。

親に説得された末、イヤイヤながらも1回歯磨きができたなら、

「よくできたね」

と、承認します。

自主的に磨いた日には、

「自分から磨けたね」

と、承認します。

丁寧にしっかりと磨いている様子なら、

「きれいに磨けたね」

と、承認しましょう。


一人で歯磨きすることが当たり前になった子に対しては、親は承認を怠りがちです。

もちろん、それでも問題ない子どももいるのですが、承認を求めている子どももいます。

だから、

「歯磨きしておいてね」

というだけでは子どもの心が満たされないとき、

「磨けたね」

と承認することはとても大切です。

「もうお姉ちゃん（お兄ちゃん）なんだから、できて当たり前」

というのではなく、ときどきでもいいのでほめて承認してもらえたらと思います。

子どもを指導するときのテクニックとして、悪いときには無視をして、良いときにほめるというものがあります。

いたずらをしたり非行に走ったりする子どもの深層心理には、

「悪いことをすれば親がこっちを見てくれる」

という思いが潜んでいることがあるのをご存じでしょうか。

これは、歯磨きにおいても同じです。

親の目が自分に向かずさみしい思いを抱えているとき、

「歯磨きをしなければ親がこっちを見てくれる」

という深層心理が、歯磨きを拒否させることがあります。

そんなとき、

「どうして歯磨きしないの!」

「歯磨きしなさい!」

と、悪いところにばかり着目して反応するのは逆効果。

こんなときは無視をして、自分が気持ちよく歯磨きをする姿を見せるくらいにしておきましょう。

そして、子どもが歯磨きする様子を見つけたら、にっこりと笑顔を見せてすかさずほめます。

「自分から磨けたね」

それで十分です。

**歯磨きにかかわらず、子どもは（もちろん大人も）、気持ちを受け止めてもらうことによって変化できるということが多々あります。**

たとえば、

「歯磨きしたくない」

という子どもに対して、

「ダメ！　磨きなさい！」

と、命令したり、

「なぜ磨きたくないの？」

と、問いただしたり、

「歯磨きしないと虫歯になるよ」

と、理詰めで責めたりするとします。

想像してみてください。あなたが子どもの立場だったとして、歯磨きしたい気持ちになれるでしょうか。

言われたから仕方なく歯磨きをしたところで、あまり良い気分にはならないのではないでしょうか。

では、どのように対応すれば歯磨きをしたくなるのかを考えてみましょう。

「歯磨きしたくない」

という子どもに対して、

「そうか、磨きたくないんだね」

と、いったんそのまま受け止めてみてはどうでしょうか。

子どもが発する感情を、まずはそのまま認めるのです。

あなたも子どもの立場になって想像してみましょう。

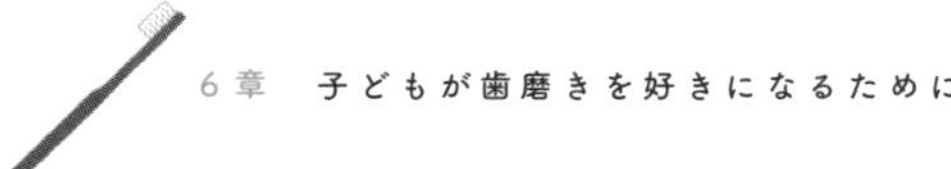


こうして受け止めてもらえたことで、きっと安心できるのではないかと思います。

子どもはきっと、歯磨きをしたほうがいいということはもうわかっているのです。それでもしたくないというモヤモヤとした気持ちを、まずは受け止めましょう。

こういうときは、無理やり磨かせようとしても逆効果なのです。

子どもの言葉にただ耳を傾けて「そうなんだね」とうなずきましょう。

そのときは何も話したがらないようであれば、子どものタイミングに任せて少し待ちましょう。

矛盾するようですが、1日くらい歯磨きをしない日があってもいいのです。そうしてありのままの気持ちを受け止めてください。

子どもの心が傷つき閉ざされることのほうが、ずっと大きな問題なのですから。

子どもというのは、話を聞いてほしいのです。

不登校になる子どもも同じなのですが、歯磨きなり登校なり、課せられた何かを拒否するときの子どもというのは、大人に受け止めてもらいたいと思っていることが多いもの。

そんなときに、命令されたり、理詰めで責めたりされるのはつらいのではないでしょうか。

求めているのは、ただうなずいて、そのまま受け止めてもらえること。

話を聞いてもらえることなのです。

私の保健室には、子どもたちがしょっちゅう訪れます。ここに来れば一対一で話を聞いてもらえるからです。

私がひととおり話を聞くと、子どもたちはすっきりとした顔をして、前向きな行動をとるようになることがあります。

ご家庭における歯磨きについても、きっと同じではないでしょうか。

まずは話を聞いてあげましょう。

それが実は、子どもが歯磨きを好きになるための近道であり、根本的な解決方法なのかもしれません。

7章

# 歯のトラブル対処法

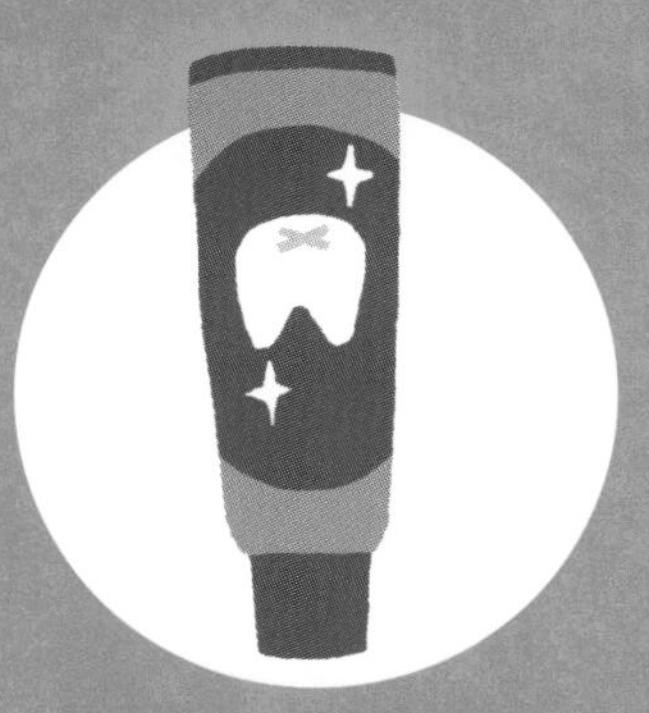

## 虫歯の痛みをやわらげるには

歯のトラブルといえば、虫歯を思い浮かべる人が多いことと思います。

しかし、特に子どもにおいては、他にもいろいろなトラブルがあります。

たとえば、歯が欠けることや、乳歯がうまく抜けないことなどがその例でしょう。

ここからは、歯のトラブルへの対処法をお伝えします。


**まずは、虫歯の痛みへの対処方法をご紹介しましょう。**

**簡単なのは冷やすこと。**

保冷剤を布に包んだものや、冷却シート、氷嚢などを使って冷やすのがおすすめです。

その際、痛みがある場所を直接冷やすのではなく、頬全体を冷やすようにするといいでしょう。

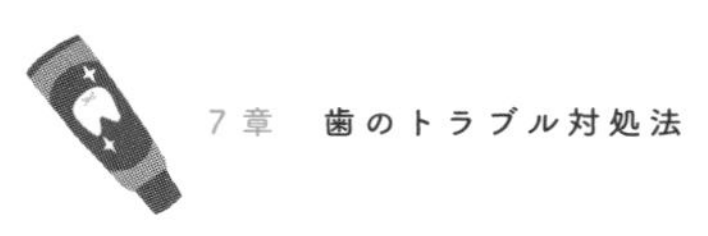



冷やすことによって患部の血流がゆるやかになり、痛みがやわらぎます。ただ、重度の虫歯の場合は痛みが増すこともありますので、状況に応じて判断してください。

**鎮痛剤を飲むというのも一つの方法です。**子どもも服用できる刺激の少ない鎮痛剤が販売されていますので、痛みがつらそうなときは用法を守って飲ませてあげましょう。

そのほか、私が保健室でよく使っているのは「新今治水（しんこんじすい）」と呼ばれる歯痛専用の薬です。

１８９８年から販売されているという歴史ある医薬品なのですが、いまの小学生の親世代には、知らない人も多いようですね。

液状の薬を綿球にしみ込ませ、痛みがある部分に噛ませておいたり、綿球ごと虫歯の穴に押し込んだりして使います。

「歯が痛い」といって保健室をたずねてきた子どもには、この薬で対処することが多いですね。

販売元である丹平製薬によると、虫歯に塗布したときの有効率は90・4％、2分以内に鎮痛効果があらわれるといいます（https://www.tampei.co.jp/products/KO/）。

この薬の原材料には、チョウジ（クローブ）油などが使われています。

チョウジには、殺菌や鎮静などの作用があり、歯痛のときの局部麻酔薬などにも活用されてきたそう。

このほかにも鎮痛効果がある成分をいくつも配合することで、薬効が高められています。

もちろん、これらの方法によって痛みを抑えることができたとしても、それはあくまでも一時的なもの。

決して、虫歯などの根本原因を解決するものではありません。

歯科で治療するまでの時間稼ぎだということを心得ておきましょう。

## 歯が欠けたとき、抜けたとき

続いては、歯が欠けたり抜けたりしたときの対処についてご紹介します。

走ったり跳ねたりとアクティブに遊ぶ子どもたちは、歯をぶつけて欠けさせたり折ったりしてしまうことがあります。

**もし歯が欠けてしまったときは、落ち着いて応急処置をすることが求められます。**

まずは、抜けた歯やかけらなどを探し、大切に扱いましょう。その歯を使って、うまく修復ができるかもしれませんから。

歯のかけらに触れるときは、歯の先端の部分だけにします。

歯肉に埋まっていた部分にはできるだけ触れないようにしてください。修復の妨げになることがあります。

歯が汚れていたとしても、水で洗い流したりするのはやめましょう。水の浸透圧によって歯の成分が壊れてしまうことがあります。

そして、できればその歯を牛乳につけ、そのまま歯科に持っていきます。なぜ牛乳なのかというと、歯の成分を保護するタンパク質を多く含むため、口の中と似た環境になっているからです。

この状態で30分以内に治療をできれば、自分の歯を使って修復できる可能性が高まります。

とにかく、**できるだけ早く歯科で診てもらうことが肝要です。早ければ早いほど、修復しやすくなりますから。**

**遅くても24時間以内に治療ができるといいですね。**

## グラグラする乳歯を抜く方法

続いて、抜けかけてグラグラした乳歯への対処法についてもお伝えしましょう。

歯の生えかわり時期にある小学生は、たびたび、抜けかけの乳歯に悩まされることがあります。

乳歯の下で永久歯が成長してくると、乳歯の根元が少しずつ溶けてぐらついてきます。

そして、特に何もしなくてもポロリと抜け落ちることもあれば、なんとなく気になって舌で触っているうちに抜けるということもあるでしょう。

食事のときに力が加わって抜けることもあります。

いずれも問題ありません。

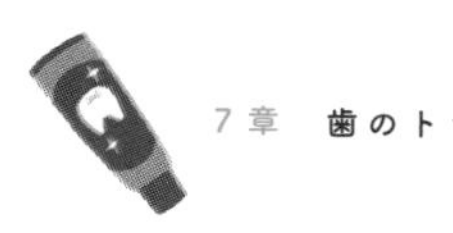



なかなか抜けなくて困っている場合には、自分で歯を抜いても構いません。もちろん、乳歯の根がまだがっしりとしていて、あまりぐらつきがない状態で抜くのは望ましくありませんが、「いまにも抜けそう」というグラグラの歯を持てあましているなら、思い切って抜いてもいいでしょう。

歯科で抜いてもらえば安心ですが、グラグラ動かして抜いたり、糸を巻き付けて引っ張って抜いたりと、ご家庭で対処することも可能です。
もし子どもが、自分で抜くことに戸惑っているようなら、親がササッと抜いてあげればいいと思います。

おすすめは糸を使う方法。
まず、糸の先をくるりと円にして、緩めの固結びをつくっておきます。そうして、引っ張ると締まって結び目ができるようにして、抜けかけの歯にセットするのです。

そのとき、大人が戸惑う様子を見せると子どもは不安になります。
明るく笑顔で、

「すぐに抜けるからねー！」

と声をかけてササッと糸をくくりつけ、子どもが恐怖心を持つ隙を与えずに、一気に糸を引いてしまいましょう。

このときばかりは、ちょっと強引なくらいがちょうどいい。

思ったよりもあっけなく抜けることに、子ども自身がびっくりすることでしょう。

歯が抜けることを、大人の歯になるための、非日常でおもしろいイベントだと感じてもらえるといいですね。

もし、子どもが自分で抜きたいと思っているなら、糸を引くのをおまかせしてもいいと思います。

抜けるときに出血があるかもしれませんが、あまり心配することはありません。

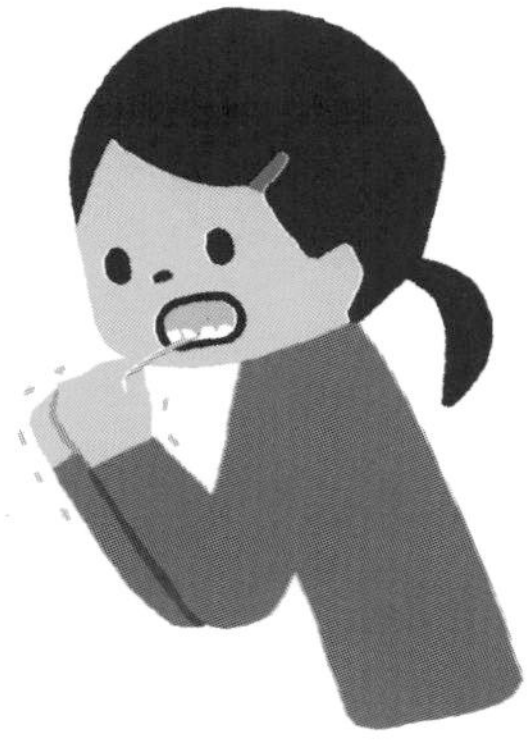

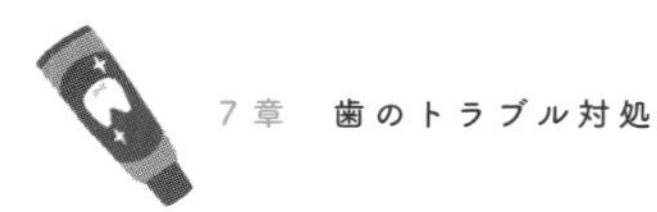


歯が抜けて穴が開いているところを、舌でギュッと押さえさせておけばいいでしょう。

それでもなかなか止まらないときは、出血箇所に滅菌ガーゼをあてて噛ませます。止血のためには、ギュッと圧迫することが効果的なのです。

## 信頼できる歯科医を見つけよう

健やかな歯を育むためには、ご家庭でのケアやトラブル対処ももちろん必要ですが、それだけでは及ばないことも多いのが現実です。

虫歯になったとき、歯並びに問題があるときなど、あらゆる場面で歯科医の力を借りることが必須となります。

**急な症状で困った事態になる前に、信頼できるかかりつけの歯科医を探しておくことをおすすめします。**

その際、大人を対象にした歯科ではなく、できれば小児歯科の専門医が望ましいでしょう。

もちろん小児歯科でなくても診療は可能ですが、子どもの事例に精通していて治療や対応にも慣れていますし、子どもが過ごしやすい環境が整っているので安心です。

歯科に対しては、苦手意識を持つ子どもが大半だと思います。子ども自身ができるだけ前向きに行こうと思えるような、信頼できる歯医者さんと出会ってもらいたいものです。

通っているうちに「あまり合わないな」と思うようなら、無理に通い続けることはありません。他の歯科を探してみればいいのです。

歯科というのは、コンビニよりも数が多いと言われています。口コミを参考にするなどして、子どもと相性のいい歯科を見つけられるといいですね。

そして、満足できる歯科医を見つけたら、治療はもちろん、検診や歯磨き指導なども含めて、継続してお世話になるのが理想的です。

病院などにおいても同じことが言えますが、子どもの成長過程や治療歴などを把握した専門家に任せられたほうが安心であることは、言うまでもありません。

## 子どもが歯科に行くタイミング

仕事や家事などで忙しく、歯科の診療スケジュールを組むのが難しいというご家庭も多いことでしょう。

虫歯が見つかったときには、できるだけ早く歯科に通うのが理想的ですが、無理をしすぎず、長期休暇のときに行くくらいでも問題はありません。

もちろん、痛くて我慢できないというなら早めに歯科へ連れていく必要がありますが、そうでなければ慌てなくても構いません。

「次の長期休暇には行こう」

と、子どもと話し合い、様子を見るといいでしょう。

長期休暇になれば時間にもゆとりができますし、そのときに必ず行くと決めておくのです。

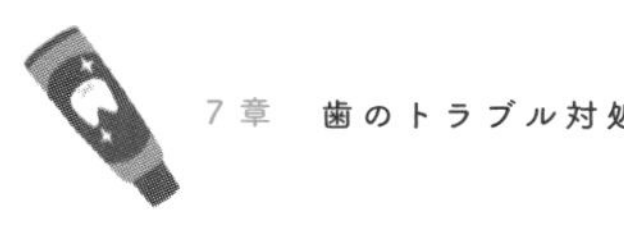



長期休暇のときには、虫歯がなかったとしても検診の予定を入れておくといいですね。

私は、**年に3回は歯科検診を受けることをおすすめしています。**

4月には学校の歯科検診がありますから、その後はたとえば、夏休みの8月と、冬休みの12月。

**検診とともに歯磨き指導なども受け、そのときどきの適切なケアを学びながら、健康な歯を守ってもらいたいと思っています。**

歯科に行くときには、治療後にしばらく食事ができなくなる可能性も配慮して、時間を考えるといいでしょう。

子どもにしてみれば、がんばって治療をしたうえに、お腹がすいているのに何も食べられないなんてつらいと思いますから。

ささやかなことではありますが、子どもにとってのネガティブな要素を、できるだけ排除しておきたいものです。

また、まぎれもない虫歯というわけではなく、「もしかすると虫歯かも」という程度のときは、歯科に行くことをためらう人もいるかもしれません。

しかし、そんなとき私は、迷わず行ってしまうことをおすすめします。

歯科医に診てもらった結果、虫歯ではなかったというのなら、それにこしたことはないではありませんか。

治療も必要ないのに来てしまって恥ずかしい、などと気にする必要はありません。心配ないのだとわかれば、

「虫歯じゃなかった！　よかった！」

とスッキリできるのですから、遠慮せずに行けばいいのです。

たとえ虫歯だったとしても、重度の虫歯に進行してから治療するよりも、初期に治してしまったほうが断然楽です。

治療が長引いて子どもに苦手意識を持たせるリスクも少なくなるでしょう。

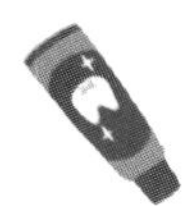



迷ったら行く。
それでいいのです。

# 歯科を嫌がる子どもには

子どもが歯医者に行くのを嫌がって困る、というのは、よくあるお悩みです。

そんなとき、無理やり引きずってでも連れて行くことをすすめる人もいるようですが、私はあまり賛成しません。

私なら、まずは子どもの話を聞きます。行きたくないという気持ちには、何か理由があるのかもしれません。

もし、

「歯医者さんは痛いからイヤだ」

と言うなら、

「痛くないようにお願いしてみるよ」

と、不安をやわらげてあげましょう。

「前に歯医者さんに行ったとき、痛くてイヤだったんだ！」

と、話してくれたなら、

「そうなんだ。あのとき痛かったんだね」

と、受け止めましょう。


「痛くても我慢して行かなきゃダメ！」

「行かないともっと痛くなるよ！」

と強引に連れて行こうとしたり、脅したりするよりも、歯科に行かなければという気持ちになるはずです。


**子どもというのは、気持ちを受け止めてほしいと思っています。感情を否定せず心を寄せてくれたということが、きっと、子どもの不安を軽くさせたり、勇気を芽生えさせたりするのです。**

子どもの歯を守るためには、歯磨きをさせたり、歯科で治療をさせたりすることが不可欠です。

ただそのときに、「歯磨きをさせる」「歯科に行かせる」ということばかりに意識が向くのは考えもの。

その目的を遂行することしか見えなくなり、子どもの気持ちが置き去りになりかねないからです。

もちろん、子どもの歯を思う愛情があってこそ、そうなってしまうという気持ちもわからなくはありません。

そうすることで、結果的に健康な歯を育てることができるかもしれませんからね。

ただ、私はそれを「良し」としたくはありません。

**小学生の子どもを持つお母さん、お父さん。**

**子どもの歯を守ろうと思うとき、どうか、歯だけではなくその子どもの心にも気**

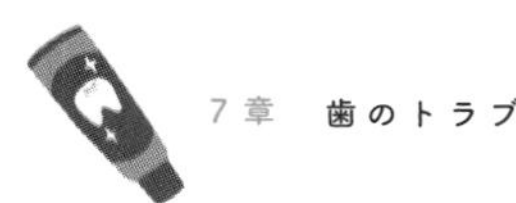


**持ちを向けることを忘れないでください。**

そのときの気持ちはきっと子どもの心に伝わり、深く刻まれることでしょう。

そして、そんな親の気持ちを受け取った子どもたちは、その気持ちに応えたいと思うもの。

少し時間はかかるかもしれませんが、自分で考えて歯磨きをしたり、歯科に行ったりできる子どもになってくれることでしょう。

## 歯のものしりクイズ ④

Q 歯は、次のうちどれと同じくらいの硬さをしているでしょうか？

1. 水晶
2. 鉄
3. 人間の骨

A 答えは、1の水晶です。

歯のエナメル質は、人間の体の中で最も硬い部分だと言われています。

鉄やガラスよりもずっと硬く、とても頑丈にできているのです。

ちなみに、エナメル質の内側にある象牙質は、骨と同じくらいの硬さをしていると言われています。

# おわりに

歯を健やかにすることで、心も健やかになる。

私はそのことを、日々体感しながら過ごしています。

先日、歯科で歯石（プラークが石灰化して硬くなったもの）を除去してもらいました。

毎食後のデンタルケアを丁寧にしていても、どうしても磨き残してしまう部分があるのですよね。

歯石がなくなると、気分もスッキリしましたし、歯が白くきれいになったように感じられました。

すると、いつもよりも口元に自信が持てるせいか、会う人会う人との会話が気持ちよくはずむのです。

心なしか、仕事も家事も、いつもよりもスムーズにチャチャッと進みます。

髪を切ると気分が変わるといいますが、歯をきれいにすることも同じような効果があるのだなぁと思いました。

歯のケアをしただけなのに、なんだか人生そのものがうまくまわりだしたような、パッと開運したような実感があったのです。


私は、歯のケアをする時間が大好きです。

それが、歯の健康のみならず、心と体の健康、ひいては幸せな人生につながっていると信じているからです。

＊＊

本書をここまでお読みくださったあなたは、子どもに寄り添って適切に歯をケアすることが、子どもの心を満たし、親子のつながりをも深めてくれるということに、きっと気づいておられるはずです。

たくさんの子どもたちが、親との温かな絆を感じながら健やかに歯を守っていけますように。

これからもそう願いながら、保健室を拠点に活動を続けていきたいと思います。

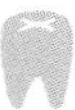

**渡邊真亀子**（わたなべ　まきこ）

小学校の養護教諭歴 30 年。健康教育の専門家、カウンセラー資格有、上級救命講習修了、特別支援教育コーディネーター、児童学修士。私立保育園の評議員。平成 28 年東京都学校歯科医師会より「歯科保健功労者表彰」を受賞。若い時から一貫して「むし歯を減らして健康教育」を推進し、これまでの勤務校 3 校にて「全日本学校歯科保健優良校・文部科学大臣賞」を受賞。平成 28 年日本学校歯科保健・教育研究会より共著で「歯・口の保健教育」CD 教材付きを出版し現在 3 刷目、続編が出版予定されている。

保健室の先生がお母さんに教える
**小学生のための歯のはなし**

2020 年 4 月 24 日　第 1 版　第 1 刷発行

著者　渡邊真亀子
発行所　WAVE 出版
〒 102-0074　東京都千代田区九段南 3-9-12
TEL　03-3261-3713　FAX　03-3261-3823
振替 00100-7-366376
E-mail：info@wave-publishers.co.jp
https://www.wave-publishers.co.jp

印刷・製本　中央精版印刷株式会社


NDC497 191p 19cm ISBN978-4-86621-277-7